養生之道

燕叟 文懷沙

百歲老人文懷沙親題祝賀

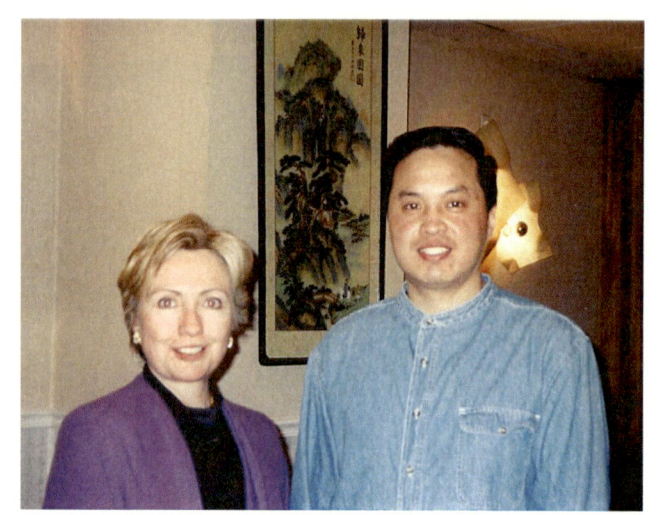

作者與國務卿 Hillary Clinton（前美國總統柯林頓夫人）合影

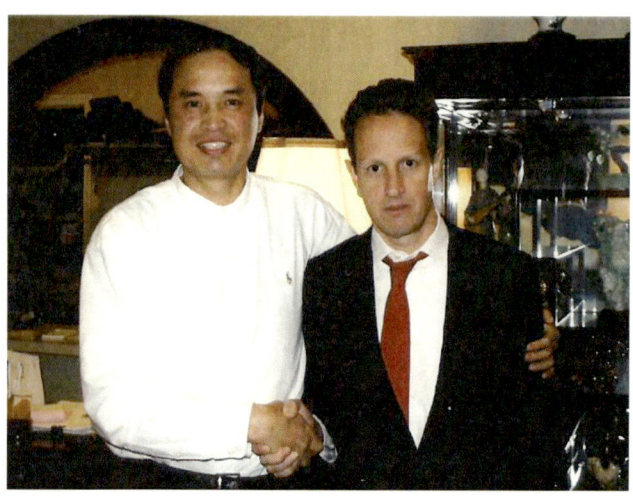

作者與財政部長 Tim Geithner 合影

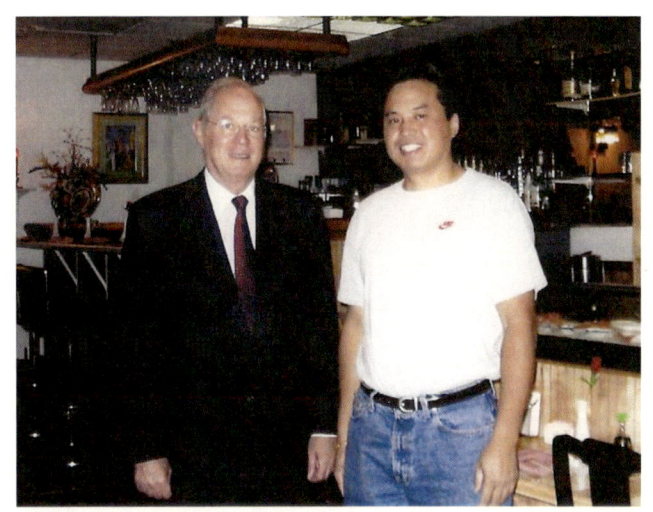

作者與終身大法官 Anthony Kennedy 合影

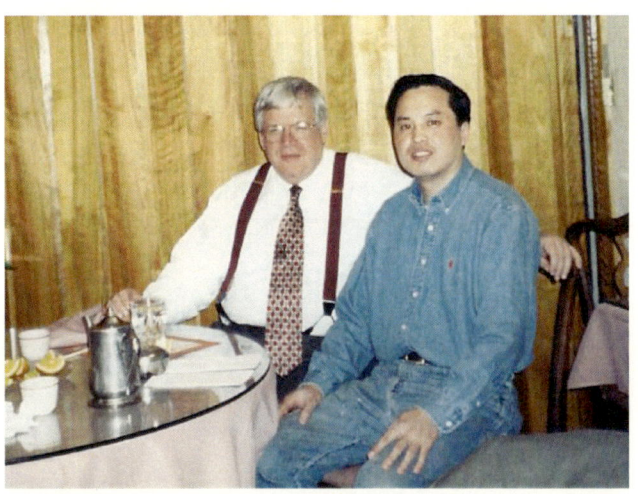

作者與前眾議院院長 Dennis Hastert 合影

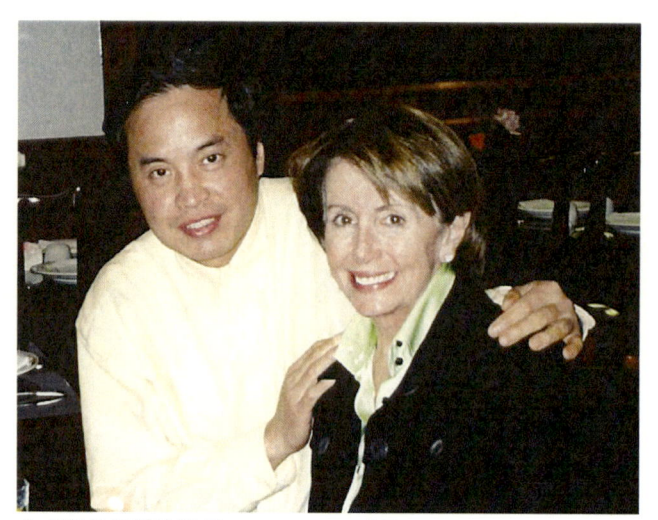

作者與前眾議院院長 Nancy Pelosi 合影

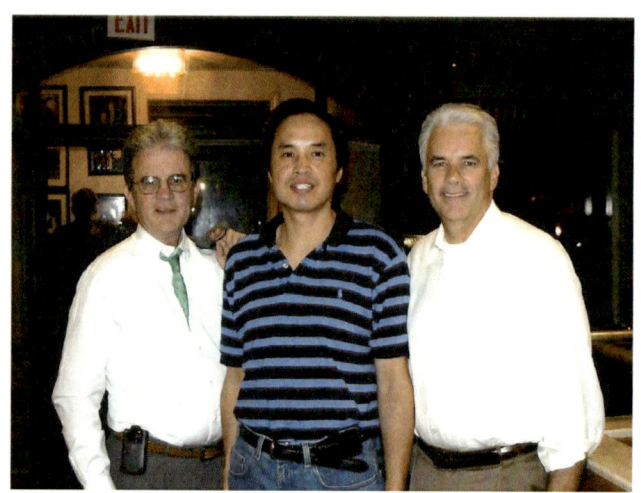

作者與參議員 Tom Coburn（左）、John Ensign（右）合影

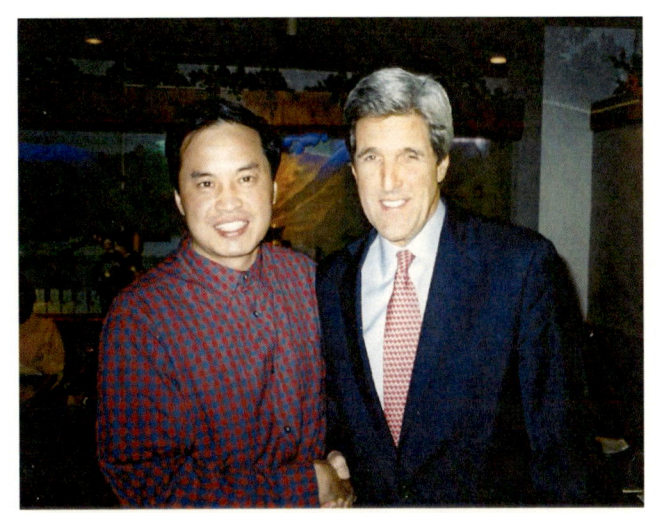

作者與參議員 John F. Kerry 合影

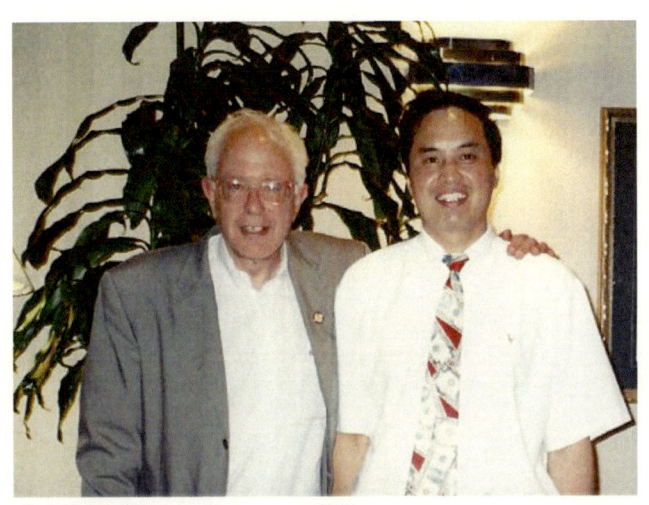

作者與參議員 Bernie Sanders 合影

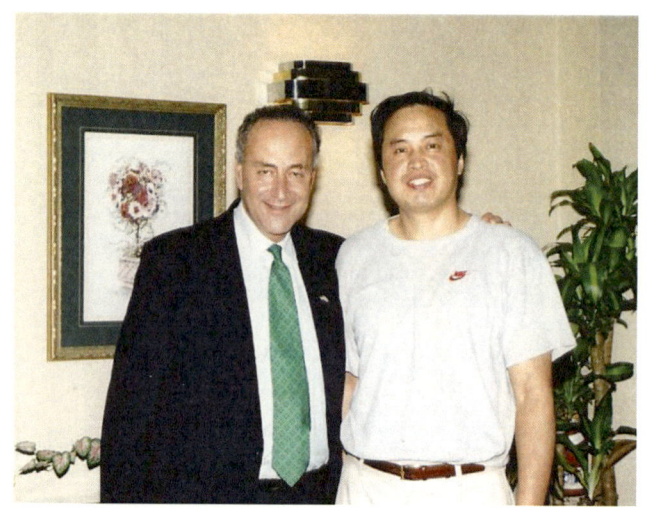

作者與參議員 Charles Scumer 合影

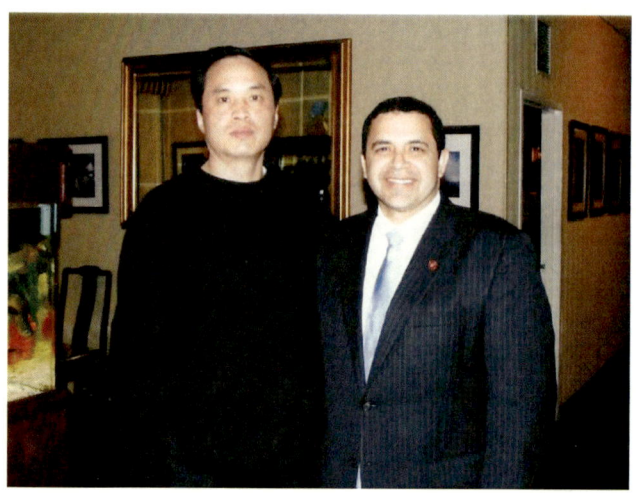

作者與眾議員 Henry Cuellar 合影

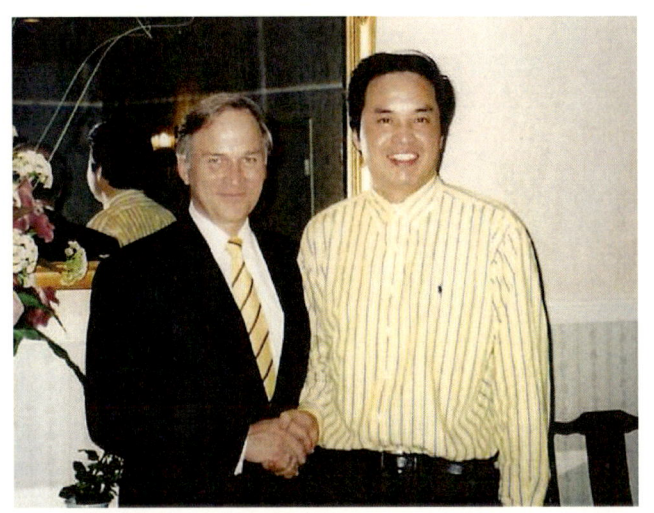

作者與眾議員 Randy Forbes 合影

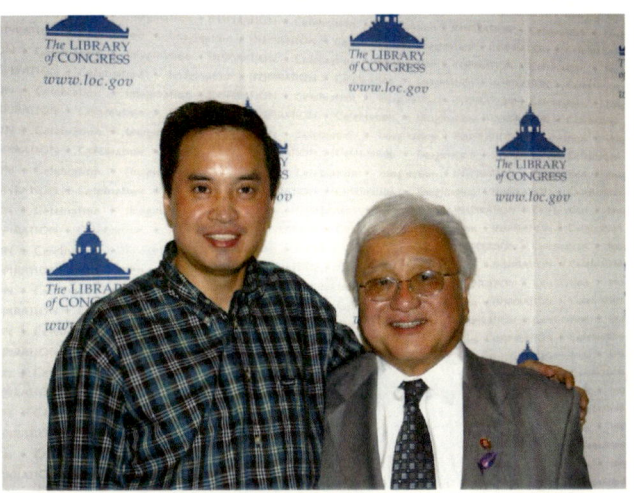

作者與眾議員 Mike Honda 合影

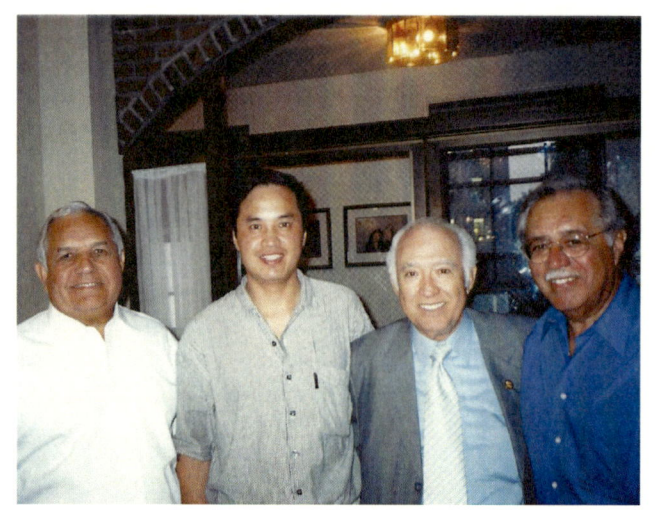

作者與眾議員 Silvestre Reyes（左）、Solomon Ortiz（右二，25 年金牌老議員）合影

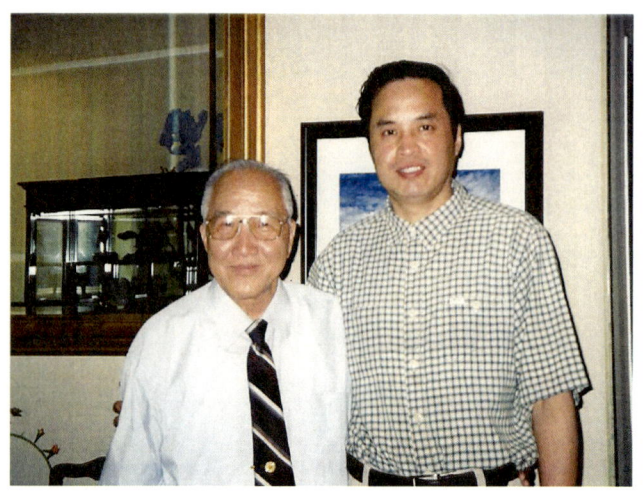

作者與美國國會圖書館亞洲部前主任李華偉合影

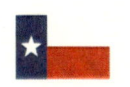

Congressman Henry Cuellar
United States Congress

6/15/10

Dear Yong Wei Shi,
 Thank you for the great food you prepare at the Hunan Dynasty. The nutrition advice is always welcomed. You are so professional & very customer-oriented. Thank you for everything! You should be my nutritionist!

Henry Cuellar

Paid for by Texans for Henry Cuellar

May 27, 2010

Yong Wei Shi
Hunan Dynasty
215 Pennsylvania Ave., SE
Washington, D.C. 20003

Dear Chef Yong Wei Shi:

I would like to thank you for preparing all the delicious and nutritious meals at Hunan Dynasty, which I have enjoyed for many years.

I have had the pleasure of enjoying the well prepared food and amenities you have offered to me and my friends while working on Capitol Hill. You and your staff have always been so generous and meticulous while preparing traditional Chinese cuisine. Each time I eat there, the food taste delicious and I know it is healthy.

Several years ago, when I was ill, you became my nutritional adviser and provided healthy meals that helped me get better and regain strength. I thank you for always thinking of me and my health while preparing these meals. Also, I thank your staff for being so courteous to me while I eat at Hunan Dynasty.

If I can ever be of assistance to you, please do not hesitate to contact my offices. I look forward to continue to enjoy the many traditional Chinese dishes prepared by you.

With kindest personal regards, I am

Sincerely,

Solomon P. Ortiz
Member of Congress

養生生道

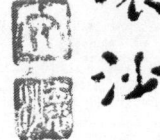

文懷沙

百歲老人文懷沙親題祝賀

養生之道

史勇偉

序

  我和史勇偉先生是多年的老朋友了，與他相識是看了他所拍攝並印製的中國 56 個民族的畫冊開始的。這是一位才華橫溢、有所作為、不斷奮進的青年。25 年前，他居然獨自一人走遍中華大地，拍攝了大量珍貴的 56 個民族的照片，包括台灣的高山族所屬 9 個支系的照片。至今看來，這些照片依然親切、生動感人，散發著強烈的民俗風情風味。

  他是中國第一個用照相機拍攝全 56 個民族的人！由此可見，史先生毅力超強，意志非凡。

  史先生在華盛頓經營著一家最大最氣派的中國餐館——Hunan Dynasty，席座 200 人，酒會可容納 300 人。因工作關係，我也是這家餐館的常客，每次去餐館用餐，史先生總是親自掌勺照顧有加，難能可貴的是，史先生同時也是這家餐館的大廚師。這家餐館的大部分客人是美國國會參、眾兩院的議員，他們對史先生所烹製的美式中國菜讚不絕口。

  在美國，最高法院終身大法官地位崇高，當國家、總統遇到難以解決的麻煩事，都由大法官們來拍板定案。而 9 名大法官中，資深大法官甘迺迪先生非常欣賞史先

生所烹製的美式中國菜。當他品嚐了史先生親手所做的菜後，相當滿意。為此，大法官還寄了一封精緻的、熱情洋溢的感謝信給史先生。可見史先生烹調美式中國菜已達爐火純青的境界。這家餐館的所有用料和菜肴都是由史先生從營養學的角度加以科學配製，深受客人喜歡。紐約州參議員希拉蕊（前總統柯林頓的夫人）和舒默是這家餐館的常客。今年2月，希拉蕊和舒默還在這家餐館舉行了新聞發布會，賓客雲集，達300多人。美國最高級雜誌《紐約客》做了專題報導，CNN電視台做了轉播介紹。全國《華盛頓郵報》也曾介紹過這家餐館。前美國眾議院議長海斯特是這家餐館的常客。而眾議院議長是美國的第三號人物，當總統和副總統遇有不測，議長將直接行使代總統的權力。現任眾議院議長南茜‧佩洛西也經常光顧這家餐館。今年3月26日，史先生親自為眾議阮議長南茜‧佩洛西舉行迷你生日晚會，並與議長合影留念。

　　史先生經常親自為我烹製的一道菜是「西洋參枸杞燉甲魚」，這道菜色、香、味、形俱全，可貴的是火候掌握精準，所燉甲魚酥而不爛，入口即化，味道鮮美。最令我感動的是，上個月我剛做完膽囊切除手術，出院後，史先生即給我一張手術後的飲食宜忌及注意事項，看後我終於領略到史先生在養生方面的深厚功力。沒想到，時過幾月，史先生要出版《養生之道》一書，讀過

手稿，感慨萬千。史先生在養生方面的獨到見解，與眾不同的養生理念，值得推廣介紹。這是一本對大眾有益的書，對整個社會有益的書，值得一讀。

美國國會圖書館亞洲部主任

李華偉 博士

2007 年夏于華盛頓

前言

　　2003年的春天，我在一次常規健康檢查後被告知患了嚴重的高血脂症（Hyperlipidemta）和糖尿病。醫生認為病情嚴重，故電話通知我，三天後再抽血化驗複查。複查的結果出來了——總膽固醇（TC）高、三酸甘油酯（Triglyceride）高、低密度脂蛋白膽固醇（LDL-C）高、高密度脂蛋白膽固醇（HDL-C）低，這是典型的高血脂症。禍不單行，我同時還被查出高血糖，患有糖尿病。從那時起，我成了一位病人，一位高血脂症患者和糖尿病病人。而且醫生說糖尿病是終身疾病，當病情發展嚴重時，可導致眼睛、腎功能、神經系統及心腦血管等組織發生病變而產生併發症，從而會影響生命的安全。

　　聽了醫生的解說，我整個腦袋暈了。一生中，從未感受過什麼叫「暈」，這次我懂了。此時此刻，我的心情很不好，怪怪的，有一種「莫名」的難受。我在想，好端端的一個人，怎麼搞成這樣！說真的，我總認為自己的身體像牛一樣健壯，沒問題，結果……

　　我的心情很鬱悶，悶了好幾天，瞧著醫生配給我的藥，我沒吃。醫生說只要遵循科學飲食的方法，適當運動，也許會有轉機的……

養生之道

　　在隨後的一段時間裡，我開始想著如何恢復健康，同時還要求自己堅決不吃藥，因為我堅信「是藥三分毒」。為此我開始拜訪幾位老中醫，虛心請教如何通過科學養生恢復健康。中醫的精深博大，令我今生難以忘懷！同時我也請教了精通西醫學的博士。這是一位造詣很深的西醫專家，是一位強調科學飲食療法的人，他的指導，他的建議，使我終生獲益。

　　2006年的秋天，我連續兩次做健康檢查，結果一切都正常。

　　我從一個病人又恢復成為一個健康人，我感到很欣慰。我想，如果我能把這些科學養生的方法和道理告訴給大家一起分享，那將是我最大的快慰。

　　我一直在思考一個問題，那就是為什麼大部分人在40歲至50歲之間會生病？而且症狀都不算輕微。想來想去，我終於發現，有三大因素所造成人們患上各種疾病。第一，人們由正常的弱鹼性血液開始變成不正常的酸性血液；第二，人們富有彈性而通暢的血管開始變得不甚通暢，甚至變細、變硬或阻塞；第三，人體中的正常細胞開始變形或功能不全，產生病變，而且數量不斷減少。正是以上這三種情況給人類帶來巨大災難。為此，人們必須認識到，健康養生要養血，然後是養血管和養細胞，實際上這就是健康養生的三大基石！

一、養血

眾所周知，血液是人體生命的源泉。人體血液的健康與否，直接關係到人的健康與長壽。人體疾病的產生和過早的衰老，可說都是由於人們不善養血所造成的。西方醫學專家指出，人的血液開始變酸，是導致各種疾病的罪魁禍首！因為正常人的血液是弱鹼性的，而大部分亞健康的人，血液都開始變成酸性。尤其是糖尿病患者、癌症患者，他們的血液都是酸性。所以說養血非常重要，一定要保持血液呈弱鹼性。試想一下，一個人若是血液不好，又如何濡養全身臟器呢？比如一個人血液黏度高了，血液迴圈就變差，血液流速減慢，就會引發缺血，影響器官的正常血液供應，引發缺血性腦血管疾病——中風。又如，當一個人血液中脂質過高，就會沉積在血管的內壁上，導致管腔狹窄甚至堵塞，引發心肌缺血，最後導致猝死。凡此種種，都是血液出現問題因而致病。所以養血是現代人的當務之急和重中之重。

那麼，我們究竟應該如何養血呢？首先從飲食方面來說要多吃鹼性食物，即多吃各種蔬菜和水果及豆類製品。因為蔬菜水果中的植物化合物能中和血液中的毒素，能有效排出體內的重金屬，能淨化血液。少吃酸性食物，即各種豬、雞、牛、羊類等動物性食品，要知道養殖業的動物性食品體內的藥物殘留問題已開始毒化人類，況

且，肉類製品吃得越多，血液中的代謝廢物就越多，血液的酸性化程度也越高。

在飲食中最具淨化血液的食物和對血液最有幫助的食物就是黑木耳和紅棗。黑木耳能化解血黏度，改變血液凝固狀，抑制血小板聚集和黏附，防止血栓。而紅棗是養血聖品，每天五顆棗，能起到很好的補血效果。美國專家研究發現紅棗含有大量刺激骨髓造血的營養物質，能向骨髓細胞提供酶，輔酶，核酶等物質，能有效促進機體造血物質合成，加速機體造血功能復原。為此，堅持每天一碗紅棗黑木耳湯，那麼你的血液品質將會越來越好！

在養血的過程中，多喝水也是養血的良方之一。原因是人體血液 95% 以上是由水組成。如果一個成年人，早上能喝 1000 毫升水，中午再喝 1000 毫升水，下午又喝 1000 毫升水，即每天 3000 毫升水，那就是防止血液黏稠的最佳方法之一。因為水能稀釋血液！

當然，喝茶也是值得推薦的好方法之一。堅持每天喝綠茶，在淨血解毒方面功效卓越，能顯著提高人體血液品質，綠茶中所含的兒茶素，能將血液中過多的膽固醇、三酸甘油酯和藥物殘留等血中毒素以最快速度排出體外。同時茶中所含咖啡鹼還能促進血液中尿素、尿酸、肌酸等廢物的排泄，而且有助血液酸鹼平衡。

運動也是養血的最佳方法之一。運動能促進血液迴圈，加速體內脂肪代謝，降低血脂和血液黏稠度，促進血中毒素加快排出體外。因此運動生活化，即每天堅持運動，也是淨化血液的有效方法之一。所以選擇一項適合自己的運動，持之以恆，那麼你的血液就充滿活力和健康！

二、養血管

　　當今世界因心血管疾病導致死亡已排名第一。所以養護血管已成了當務之急。人體血管是由動脈血管、靜脈血管和微血管所組成。當人體動脈、靜脈血管開始硬化變窄，微血管又逐漸堵塞，人體血液迴圈就會受阻變差，從而導致所有臟腑器官缺血缺氧，營養不夠，導致臟腑功能日益下降，各種病變開始產生。

　　試想一下，如果一個人的動脈血管內皮受損，就會產生動脈粥樣硬化斑塊，當斑塊開始長大爆裂時，就會吸引紅血球在其表面上形成血栓，然後阻塞動脈。當動脈硬化發生在腦部就會出現失智或腦梗塞；當發生在心臟冠狀動脈就會導致心律失常或心肌梗塞；當發生在腎臟動脈，就會導致腎血管性高血壓及腎臟功能不全。所以說，養護血管真的很重要，尤其是微血管，因為人過了三十後，微血管就開始逐漸阻塞。為此，打通微血管，

養生之道

保持微血管暢通變得更為重要。因為微血管占人體血管90%以上。而人體80%的血液存在微血管中，這微血管很細，人眼看不見，需借用顯微鏡才能看清楚。他雖然細小，但很重要，血液運行中的營養物質和氧氣都靠微血管傳送到各臟器組織。一旦微血管阻塞或不通，會使各臟器部門的組織細胞缺血、缺氧、缺乏營養。同時，各組織細胞中的代謝廢物、二氧化碳及毒素都將無法排出，而最終導致各種疾病產生。

事實證明，很多疾病的產生，實際就是微血管大量不通所造成。那麼究竟如何養護血管呢？

首先從飲食方面來探討，就必需多選食維生素 C 含量高的蔬菜和水果。因為維生素 C 能有效保護動脈血管內皮細胞不受傷害，同時還能增加血管壁的張力，有效保護血管。還有各種粗糧及豆類製品都能養護血管。粗糧中含有類黃酮化合物，它能抑制脂質氧化酶。這類黃酮化合物對冠狀動脈血管和人體下肢動脈血管有擴張和調節作用，能防止動脈硬化。豆類製品中，尤以黑豆能改善人體血脂代謝，抑制動脈粥樣硬化斑塊長大。黑豆皮中花色素苷含量豐富，具有很強的抗氧化能力，同時黑豆中所含的類黃酮能降低血清總膽固醇，改善血管內皮功能，保護血管。黑木耳在養護血管方面，功效卓越，每天吃黑木耳能軟化血管，防止動脈硬化，阻止血液中

膽固醇沉積有效保護血管內膜。每天堅持吃 2 匙黑芝麻，有益血管。黑芝麻中所含的芝麻素和亞油酸能減少脂質在血管中大量堆積，有效防止血管內膜增厚。

喝綠茶在養護血管方面功效獨特。綠茶能使血管壁鬆弛，擴大血管直徑。堅持每天喝綠茶，茶中芳香貳具有維持微血管的通透性和增強血管壁韌性。醫學專家研究發現，茶能降低血脂，加速脂肪代謝，從而有效保持血管暢通。

每天喝一杯紅葡萄酒，不超過 150CC，在養護血管方面效果顯著。紅葡萄酒是鹼性的，酒中所含白藜蘆醇（Resveratrol）不僅能降低體內總膽固醇、三酸甘油酯，還能降低動脈硬化指數，如果每天喝杯紅酒，不但能軟化血管，還能修復血管，促進血管新生，防止血管老化，使血管更富有彈性。

運動也是養護血管的最佳方法之一。養護血管，首選運動。凡是不運動的人，血管壁會明顯增厚。一個人如果長期不運動，血管就會變硬、失去彈性，而且還會導致管腔狹窄，最終患上心血管疾病的機率大增，這是瑞典專家最新的研究成果。專家們用超音波測量運動組的人和不運動組的人，終於發現，不運動組的人血管壁明顯厚於運動組的人。所以說，養護血管一定要運動，運動還能軟化血管，能使血管更富有彈性。在這裡，特

別推薦大家，有空就做些下蹲運動。這蹲下站起，每天堅持做，它所產生的功效就是能徹底打通微血管，改善血液流動力，增強血管通透性，促進機體全面吸收營養。

三、養細胞

　　為什麼要養細胞？因為人體是由細胞組成的。沒有細胞就沒有生命。事實上人體機構的老化和衰弱，就是因為細胞數量的減少和細胞衰弱造成。因此，養護細胞，改善細胞代謝，增強細胞功能，促進細胞健康就變得十分重要了。那麼，究竟如何養護細胞呢？首先我們可以從頭髮檢測（Hair Test）開始，通過髮檢，來知道自己體內微量元素是否平衡。別小看這些微量元素，它雖然在人體中含量很低，但它對人體整個生命活動的貢獻是巨大的。尤其是，當人體微量元素失衡，將直接導致細胞衰弱和功能不全。例如，缺鐵會降低人體免疫力，影響細胞吞噬能力；微量元素——磷是細胞核蛋白的主要成分；錳在細胞代謝中起著重要作用；鎳能促進紅血球再生；鉀是人體細胞內液中的主要陽離子，用來維持細胞內液的滲透壓與電解質和酸鹼平衡；硒是極好的抗氧化劑，能維護細胞的完整性。凡此種種說明，當人體微量元素失衡就會導致細胞功能不全甚至病變，從而導致人體產生各種疾病。

在養護細胞的過程中，我們還應該做一項「抗氧化指數」檢測，當你的「抗氧化指數」低於正常值五萬以下，說明你的細胞正遭受「自由基」的侵襲。自由基是人們吸入污染的空氣，飲食不潔的食物，服用各種藥物，接觸化學毒物等都會使人產生過多的自由基。人類80%以上的疾病都與自由基有關，當人體產生過多的自由基時，就會損傷正常細胞，引發各種疾病。要知道自由基的化學性質極其活潑，在人體內可攻擊正常細胞的細胞膜和酶蛋白等，造成氧化損傷。同時，自由基還會侵襲脂質，造成脂褐素（Lipofuscin）在細胞內大量累積，加速細胞老化，導致細胞數量減少。為了養護細胞，我們必須每天清除過多的自由基。那麼究竟用什麼方法可以清除自由基？在這裡，我建議大家每天必需喝上2杯蔬菜水果汁。

蔬菜水果汁中含有大量的植物化合物，具有很強的抗氧化作用，能消除自由基，保護細胞。同時，這種植物化合物能夠開啟細胞排毒，促使細胞內部的新陳代謝功能正常，從而有效促進細胞自衛系統，保護細胞不病變，使細胞更健康。

在飲食方面，營養全面均衡能滋養細胞。常吃大豆能有效營養人體組織細胞，還有蠶豆，含有豐富的卵磷脂（Lecithin），而卵磷脂是細胞膜、線粒體膜結構的重要物質基礎，能養護細胞。總之常吃豆類食品，因富含

養生之道

麩胺酸（Glutamic acid）具有輔酶的功能，能直接參與紅血球和白血球的合成，還能調節細胞的分裂和繁殖。在這裡，建議大家常吃一些水煮花生，它能預防細胞退行性疾病的傷害。每天吃幾顆蒜頭也能養護細胞，因蒜頭中所含的硫化醣胺（Glutathione），能夠刺激巨噬細胞，吞噬變異細胞。同時多選食富含維生素 A 或 B 的食物，人體細胞的增值離不開維生素 A，而缺乏維生素 A 會影響細胞的吞噬功能。而維生素 B2 的主要功能就是促進細胞再生，維生素 B6 是參與蛋白質中胺基酸的代謝，參與紅血球的合成，維生素 B12 的主要功能是促進紅血球的生長發育，幫助骨髓造血。

在養護細胞的過程中，每天喝杯紅酒能增加人體內皮前軀幹細胞數量。人體內皮前軀幹細胞數量極少，每十萬個白血球中只有 6 至 7 個，這種細胞的特點是能防止動脈血管硬化，幫助修復血管損傷，降低血管發炎機率。還有喝綠茶，能中和體內酸性物質，提升血液品質，創造良好的細胞生存環境，同時，還能滋養細胞，促進細胞及時代謝廢物和清除毒素。專家建議，想要細胞健康，務必保證睡眠充足，只有充足的睡眠，才能保證人體內的自癒修復系統及時修補細胞。所以說充足的睡眠是修復細胞功能最佳方法之一。最後想說的是，運動也是保護人體正常細胞不被傷害的最佳方法之一。因為只有運動，才能增加含氧量，營養細胞排出更多的二氧化

碳。人若不運動就會失去很多氧氣，要知道缺氧會影響血紅蛋白的攜氧能力，導致血液運輸氧的功能下降，從而使細胞無法充分利用氧氣而衰退。功能衰退的細胞，久而久之產生疾病。所以一定要運動，運動促進細胞強盛，運動使人健康。而最新的科學研究報告指出，人要多曬太陽來增加維生素 D，維生素 D3 會在細胞中增加抗菌肽（Cathelicidin），即天然殺手細胞，它會進入有害菌的細胞膜造成有害菌死亡。

2012 年 12 月

目錄

序 i

前言 v

第一章　養生與七大營養素

一、什麼是碳水化合物？ 3

二、什麼是脂肪？ 4

三、什麼是蛋白質？ 6

四、什麼是礦物質？ 8

五、什麼是維生素？ 28

六、什麼是纖維素？ 37

七、水 38

第二章　六大平衡

一、酸鹼平衡 43

二、嚴格注意飲食能量平衡 46

三、陰陽平衡 51

四、保持動態平衡 54

五、作息平衡 58

六、心理平衡 63

第三章　蔬菜、水果及動物性食品的屬性與功用

一、蔬菜 71

二、水果 94

三、動物性食品 111

第四章　養生與茶、酒、乳製品、豆製品

一、養生與茶 119

二、養生與酒 122

三、養生與乳製品 123

四、養生與豆製品 125

第五章　養生滋補

一、什麼是陰虛？ 132

二、什麼是陽虛？ 132

三、什麼是氣虛？ 133

四、什麼是血虛？ 134

五、春、夏、秋、冬四季養生 134

第六章　II型糖尿病無需吃藥，能控制正常

一、糖尿病 145

二、II型糖尿病的三大療法 147

第七章　癌症不都是絕症，治療後可以康復

一、心理療法 166

二、手術治療 168

三、化學療法 169

四、中藥治療 171

五、飲食療法 174

六、植物化合物療法 177

七、運動療法 181

第一章
養生與七大營養素

第一章　養生與七大營養素

養生首先應該瞭解維持人體成長、發育、健康的七大營養素。所謂「七大營養素」是指碳水化合物、脂肪、蛋白質、礦物質、維生素、纖維素和水。

一、什麼是碳水化合物？

　　碳水化合物就是醣，是由碳和構成水的氫、氧三種元素組成。醣是人體熱能的主要來源，也是構成肌體的重要物質，其中醣蛋白是細胞膜的組成部分，醣脂質是神經組織不可缺少的，而所有這些都離不開醣。這裡的醣不是單指糖果和食糖，而是根據醣的不同結構分為單醣、雙醣和多醣。單醣、雙醣是甜的，多醣不甜。

　　所謂「單醣」是指葡萄糖、果糖，因為只含一個醣分子，所以稱為「單醣」。單醣進入體內即可吸收。雙醣是指乳糖、蔗糖（即白糖）等，因為含有兩個單醣，所以稱為「雙醣」。多醣是指果膠、纖維素和澱粉類食物，因由上百個葡萄糖分子連接而成，所以稱為「多醣」。雙醣和多醣進入人體不被直接吸收，需通過酶的消化成為單醣後才被人體吸收。當碳水化合物被人體吸收後，能起到保肝作用。肝醣充足，就能對人體內的化

學毒素有較強的解毒作用。

　　碳水化合物的主要食物來源是穀類和塊根類食物，如大米、玉米、小米、麵粉、麥片、馬鈴薯、地瓜等，它們含有大量的澱粉和少量的單醣和雙醣。其次是各種食糖，如白糖、紅糖、麥芽糖、蜂蜜等。另外蔬菜和水果也含有不等的醣分。當人體缺乏碳水化合物時，會產生飢餓感，會使生長發育遲緩，會使大腦能量不足產生疲勞，因此人們應該保持正常肝醣攝入，任何過多攝入碳水化合物將危害健康。

二、什麼是脂肪

　　脂肪是由碳、氫、氧三種元素構成。每天攝入適量脂肪對人體健康是必需的。脂肪分為動物性脂肪和植物性脂肪兩種。有些人體所需的脂肪酸是人體自身不能合成而需要由食物供給，這些脂肪酸就被稱為「必需脂肪酸」（EFA）。必需脂肪酸包括亞油酸（LA）、亞麻酸（LNA）和花生四烯酸（AA）。事實上，人體所需的維生素 A、D、E、K 均需靠脂肪來溶解才能被人體吸收。

　　脂肪酸又分為飽和脂肪酸和不飽和脂肪酸兩種。飽和脂肪酸的脂肪熔點高，在常溫下為固體，如豬油、羊油、牛油等。不飽和脂肪酸的脂肪熔點低，在常溫下為液體，如玉米油、豆油、麻油、花生油等。通常不飽和

脂肪酸的營養價值高於飽和脂肪酸。

人體每天從食物中吸收 30 克左右的脂肪就可以滿足需要了。脂肪在人體生理結構上有助於細胞膜的形成，而有了細胞膜，細胞才能控制物質的進出。同時脂肪能保持人體溫度，從而保護臟器。過多攝入脂肪對人體有害，造成脂肪過剩，使人體發胖，疾病跟隨而來。如過少攝入脂肪對人體同樣不利，易患脂溶性維生素 A、D、E、K 缺乏症，原因是維生素 A、D、E、K 溶於脂肪中才為人體所吸收。

講到脂肪可以談一談膽固醇。事實上，膽固醇是人體不可缺少的重要成分。它是一種白色的結晶，參與血漿脂蛋白的合成，組成細胞，進入人體血液。人體腎上腺激素、性激素的合成需要它。在陽光照射下，人體內膽固醇會轉變成維生素 D。同時它也是合成膽酸（Bile acids）的重要原料，人體若沒有膽酸，就不容易吸收脂肪。人體血漿脂蛋白的合成也靠膽固醇，所以幼兒和青少年多吃點高膽固醇食物有好處。而中老年人為了避免心血管疾病，故應少吃，原因是血液中膽固醇越高，就越容易引起心血管方面的疾病。但人體也不是膽固醇越低越好。當膽固醇含量太低會引發癌症，究其原因是人體血液中一種能吞噬變異癌細胞的白血球是靠膽固醇生存的，一旦人體膽固醇含量太低，白血球對變異癌細胞的辨別和吞噬能力就會顯著下降。所以，膽固醇也有好

壞之分。高密度脂蛋白膽固醇就屬於好的膽固醇，它在血液中非但不存積在血管壁上，而且能清除血管壁上不好的膽固醇，能抗氧化，抗血管炎症。相應地低密度脂蛋白膽固醇就屬於壞的膽固醇，容易沉積在血管壁上，黏在血管彎曲處，使血管變細、變硬、形成動脈粥樣硬化（Atheroma）。為了防止壞膽固醇在血液中濃度過高，人們應該少吃油，不要吃得太甜，少吃或不吃動物性脂肪。因為只有動物性脂肪會產生壞的低密度脂蛋白膽固醇，植物性的脂肪就不會。另外，能使人體血液中膽固醇含量正常的最佳方法是運動鍛鍊。只有堅持每天適量鍛鍊，才會提高高密度脂蛋白膽固醇，而降低低密度脂蛋白膽固醇。

三、什麼是蛋白質？

　　蛋白質就是含氮的高分子化合物，是人體極重要的營養成分。可以這樣講，如果沒有蛋白質，生命也就不存在。蛋白質是一切細胞的組成部分，並且是構成血漿、血紅蛋白、激素、酶等人體內許多起重要生理作用的物質，也是人體內抗體的重要生成部分，參加免疫系統的工作，增強肌體對外的抵抗力。同時，蛋白質也是人體熱能的供給者。

　　當人體通過飲食攝入的蛋白質被分解為各種胺基酸而被吸收後，它就被血液送到各組織去補充、修復和更

新消耗的蛋白質。當蛋白質攝入不能滿足消耗所需，人體就會受到損害。

蛋白質由 20 多種胺基酸分子組成，這些胺基酸多數可以在人體內合成，這些能自身合成的胺基酸就成為「非必需胺基酸」。但是有 8 種必須由食物蛋白質補充的胺基酸就被稱為「必需胺基酸」。

關於蛋白質營養價值的高低，也就是所謂「優質蛋白質」，主要取決於食物蛋白質中所含的必需胺基酸的高低來決定。含量越高，營養價值就高；若含量低，其營養價值就低。在食物中很少有一種能完全滿足人體的全部需要，必須要多種食物互相補充，才能比例平衡，滿足人體需要。由於蛋白質來源不同，所以分為動物性蛋白質和植物性蛋白質兩種。動物性蛋白質指肉類、魚類、奶類和蛋類等，植物性蛋白質指豆類、穀類、堅果類。動物性蛋白質因 8 種胺基酸齊全，數量多，種類全，質量優，胺基酸比例適合人體需要，故被稱為「完全蛋白質」。植物性蛋白質因缺少一種或數種必需胺基酸，故被稱為「不完全蛋白質」（或稱部分完全蛋白質）。在不完全蛋白質中，以豆類的營養價值為高。人體蛋白質的主要來源是從動物性食品（如豬、牛、羊、雞、鴨、魚、蛋、海產類）和植物性食品（如豆類、穀物、蔬菜類等）中獲得。

當過多攝入動物性蛋白質後，就會對人體造成很多

危害。首先,會使體質變成酸性。過多攝入蛋白質會使人疲勞,誘發細胞突變,容易罹患癌症。另外過多攝入蛋白質會使低密度脂蛋白膽固醇氧化,造成血管內壁增厚,引發動脈粥樣硬化,導致心臟系統疾病的產生。同時,過多攝入蛋白質會引起骨質疏鬆。愛斯基摩人常年攝取高蛋白,骨質疏鬆症發病率居世界第一。而且過多攝入蛋白質對人體肝臟極為不利,原因是蛋白質經消化吸收後會產生一種有毒的氨,這些氨需經過肝臟解毒後才能從腎臟排泄出去。因此過多攝入蛋白質會增加肝腎負擔,損害臟腑。

四、什麼是礦物質?

礦物質就是無機鹽,也稱作「微量元素」。它是構成身體組織的重要原料,也是人體生長發育及血液組織和細胞所必需的。它能幫助人體保持酸鹼平衡,又能參與酶的構成和激素及維生素的合成,並調節內分泌系統。

無機鹽通常分為巨量元素和微量元素兩類。元素占人體總重量萬分之一以上的稱為「巨量元素」,如鈣、磷、鉀、鈉、鎂、硫、氯。元素占人體總重量萬分之一以下的稱「微量元素」,如鐵、鋅、銅、硒、錳、碘、鉬、鉻、氟、矽、釩、鎳、錫、鎘、鋁、鈷、鍶。

人體本身不能合成礦物質,因此必須從食物當中去

攝取。事實上只有從食物當中攝取的礦物質才是真正對人體健康有幫助的。礦物質在人體中雖然含量很低，但它對人體整個生命活動的貢獻是巨大的。當人體缺乏礦物質就會產生疾病，後果十分嚴重。由於現代醫學的發達，人們若想瞭解自身的礦物質數值到底是多少，只要透過頭髮檢測這個簡單的方法即可得知。這種用頭髮來進行礦物質的檢測方法相當準確，使人們可以檢查出健康方面的許多問題，從而讓人們通過選擇各種食物來進行調整。

　　補充礦物質的最佳方法是通過食物，任何微量元素製劑都對人體有害，無益健康！人體所需的礦物質廣泛存在於動物和植物食品中，並且較容易吸收。因此，一個健康的正常人，只要飲食得當，通常不會缺乏。對人體而言，較容易缺少的礦物質是鈣。全國衛生部和全美健康協會唯一推薦的補鈣方法是喝牛奶，因為牛奶中所含的有機鈣，人體大多能吸收。而所有市場上銷售的鈣製劑都是無機鈣，人體非但不吸收，還存在排斥反應。過量服用導致腎結石、癌症、動脈粥樣硬化等不良現象，危害人體健康。因此，補鈣的最佳方法是從食物中攝取。

（一）鈣

　　鈣是構成骨骼和牙齒的主要成分，它能幫助血液正常凝固，參與心臟搏動和神經信息傳遞，也是多種酶的活化要素，並且幫助保持體內酸鹼平衡，能消除膽固醇，

▌養生之道

使血管更有彈性。為了身體健康，我們必須每天科學食用含鈣量豐富的食品。例如：豆腐燒魚，這是一道對人體極有幫助的菜。豆腐鈣質豐富，魚含有維生素 D，又屬酸性，二者同時食用，大大增加了鈣的吸收率，有益健康。還有紫菜蝦米湯，簡直就是「人生不老湯」。每 100 克紫菜含鈣量 400 毫克，而 100 克蝦米含鈣量達 550 毫克。說真的，每天來碗紫菜蝦米湯，你能喝盡所有人體所需的礦物質。請看，每 100 克紫菜，含鎂 60 毫克、鋅 3 毫克、鐵 50 毫克、銅 1 毫克、磷 350 毫克、錳 3 毫克、鉀 130 毫克、鉻 600 微克、鉬 300 微克、鈷 150 微克、硒 20 微克、鎳 1200 微克、碘 5000 微克、釩 550 微克。還有帶皮蝦米，每 100 克含鎂 300 毫克、鋅 4 毫克、鐵 15 毫克、銅 3 毫克、磷 650 毫克、鉀 550 毫克。這些豐富的營養，對人體很有益處。下面為大家再介紹一些含鈣量高的食物（每 100 克的含量）。

食物	每 100 克的含量	食物	每 100 克的含量
山 楂	650 mg	黑木耳	500 mg
紫 菜	400 mg	花 菜	200 mg
豆 腐	250 mg	雪裡蕻	230 mg
莧 菜	190 mg	香 菜	100 mg
毛 豆	140 mg	絲 瓜	200 mg
白 菜	130 mg	青 菜	300 mg
菊 花	350 mg	優 格	120 mg
牛 奶	110 mg	花 生	250 mg
核 桃	100 mg	杏 仁	100 mg

成人每日鈣需要量為 1 克。

在高鈣食物中，人們總認為吸收率很低，原因是認為蔬菜中草酸含量高，穀物中植酸含量高，所以影響了人體對鈣的吸收。而事實並非如此，美國對鈣研究最具權威性的專家經調查研究指出，非洲班圖（Bantu）的婦女不懂得喝牛奶，她們的鈣質完全取自蔬菜。班圖的婦女一生平均生育 10 個子女，應該說鈣的流失也算多的，而事實上班圖的婦女不缺鈣，且很少患有骨質疏鬆症。

可以這麼說，補鈣的最佳方法吃含鈣量高的食物，加上多曬太陽，因人體經太陽照射後，會產生大量維生素 D，而維生素 D 能幫助人體對鈣的吸收。因此，人們只需在正常飲食中多吃些含鈣量高的食物就足以滿足人體所需的鈣。

（二）鐵

鐵是構成血紅蛋白（Hemoglobin）、肌紅蛋白（Myoglobin）、細胞色素和其它酶系統的主要成分，幫助氧的運輸。

鐵在人體內主要存在於血液和肌肉中，它與蛋白質、銅結合形成血紅蛋白，負責將血液中的氧氣輸送到全身各個器官和組織，有助於形成肌肉組織中的肌紅蛋白、血紅素鐵。

血紅素鐵主要存在於動物肝、血和瘦肉中，容易被

養生之道

人體吸收。非血紅素鐵存在於奶、蛋、穀類、豆類、蔬菜和水果中,被人體吸收有限。也就是說人體對動物性食物中的鐵比植物性食物中的鐵更容易吸收。

缺鐵會造成血紅蛋白減少、貧血、容易疲勞。缺鐵影響細胞吞噬功能,降低對細菌的殺傷能力,免疫力降低,易患感冒。過多攝入鐵會引起食欲不振、嘔吐、腹瀉、大便異常。過多攝入鐵製劑會損害免疫系統,造成色素代謝異常、脫髮等。

成人每日鐵需要量為 12 毫克。

食物來源:動物肝臟、肉食、雞蛋、粗製穀物食品、核桃、深綠色蔬菜。

食物	每 100 克的含量	食物	每 100 克的含量
黑木耳	400 mg	菊 花	220 mg
黃 豆	8 mg	黑 豆	8 mg
花 生	7 mg	金針菜	12 mg
胡蘿蔔	9 mg	綠 茶	24 mg
豆腐干	24 mg	海 苔	250 mg
髮 菜	100 mg	麥 片	12 mg
芝麻醬	26 mg	豬 肝	32 mg
豬 血	12 mg	雞 肝	100 mg
雞 血	30 mg	鴨 肝	38 mg
鴨 血	40 mg	櫻 桃	12 mg
鱔 魚	11 mg	紫 菜	46 mg
海 帶	4 mg	蝦 米	15 mg

(三) 鉀

鉀是人體細胞內液中的主要陽離子,能夠營養肌肉組織,使其興奮,尤其是心肌,並維持心臟正常功能,保持心跳規律。血鉀過高或過低都會引起心臟功能異常。

鉀同時還參與蛋白質、醣和熱能代謝,是人體生長發育所必需的元素,並維持人體細胞內液的滲透壓與電解質和酸鹼平衡,還參與多種酶的功能,同時還具有降血壓作用。當人們喝水多,運動鍛鍊出汗多,實際上鉀也隨著汗水一起排掉,此時應食用含鉀量高的食物,如香蕉、銀耳、茶等。

缺鉀能引起心律異常,精神萎靡不振,肌肉軟弱無力。過多攝入鉀易患高鉀血症,心率減慢,甚至停止跳動。

成人每日鉀需要量為 5000 毫克。

食物來源:

食物	每100克的含量	食物	每100克的含量
茶 葉	2000 mg	銀 耳	1500 mg
黑木耳	800 mg	牛 奶	1000 mg
黃 豆	1500 mg	黑 豆	1400 mg
菠 菜	500 mg	南 瓜	650 mg
胡蘿蔔	1200 mg	竹 筍	1800 mg
冬 菇	1200 mg	蘑 菇	1300 mg
紫 菜	1800 mg	海 帶	750 mg
蝦 米	500 mg	香 蕉	300 mg
梨	150 mg	木 瓜	200 mg
草 莓	180 mg		

（四）鎂

鎂也是構成骨骼和牙齒的重要成分，同時鎂對心血管有保護作用。它能維持心臟的正常節律，抑制神經興奮，參與蛋白質合成和肌肉收縮及體溫調節。鎂能預防糖尿病併發症，能降低血液中的膽固醇，也能有效預防高血脂症，且有活化肝臟酶的作用，維持核酸結構的穩定性，促進遺傳物質的合成。

鎂缺乏會引起精神不振，情緒不安，會使肌肉、手腳抽筋，引起心肌壞死、心肌梗塞和心血管疾病。過多攝入鎂會引起鎂中毒。

成人每日鎂需要量為 300 毫克。

食物來源：

食物	每100克的含量	食物	每100克的含量
白　菜	200 mg	黑木耳	150 mg
香　菇	140 mg	菠　菜	180 mg
莧　菜	120 mg	紅蘿蔔	90 mg
金針菜	70 mg	紫　菜	60 mg
茶　葉	200 mg	菊　花	250 mg
蓮　子	230 mg	核　桃	200 mg
花　生	170 mg	杏　仁	170 mg
黑　豆	240 mg	黃　豆	200 mg
海　參	1000 mg	蝦　米	240 mg
山　楂	120 mg	柿　子	70 mg

（五）鋅

鋅主要存在於骨骼、皮膚、頭髮中，是全身酶的活性成分，能調整免疫系統。在核酸代謝和蛋白質合成中起重要作用，也是胰島素的成分之一。它與生殖器官功能關係密切，是人體生長發育的重要元素。動物性食品中鋅的含量較高，植物性食物中含量較低。通常人們不缺乏蛋白質，也就不缺乏鋅。

缺鋅會導致生長緩慢、發育不良和創傷癒合不良，也會造成免疫功能失調。孕婦缺鋅可導致胎兒畸形和智力低下。老年人缺鋅會使味覺和嗅覺減退、脫髮、早衰。過多攝入鋅會引起鋅中毒。鋅製劑一般不服用。過多攝入鋅會引起腹痛、便血、嘔吐、貧血、前列腺肥大。

成人每日鋅需要量為 15 毫克。

食物來源：海產品、肝、瘦肉、牛奶、乳酪、蛋、粗製穀物。

食物	每 100 克的含量	食物	每 100 克的含量
鮮 貝	12 μg	蟹	5 μg
牡 蠣	5 mg	兔 肉	8 μg
核 桃	6 μg	杏 仁	5 mg
竹 筍	6 μg	烏 梅	7 μg
香 菇	4 mg	茶 葉	4 mg
菊 花	4 mg	豬 舌	26 mg
牛 肉	3 mg	紫 菜	2 mg

（六）磷

磷是構成骨骼、牙齒的主要成分，也是細胞核蛋白的主要成分，參與各種酶的組成，幫助維持血液的酸鹼平衡，幫助葡萄糖、脂肪、蛋白質的代謝，有些腺體的功能需要磷的參與。

磷缺乏會使骨骼、牙齒發育不正常，骨質疏鬆，骨質軟化。通常飲食正常不會缺少磷。磷攝入過多會妨礙鈣的吸收，降低血中鈣的濃度。

成人每日磷需要量為 1.5 克。

食物來源：

食物	每 100 克的含量	食物	每 100 克的含量
綠 茶	500 mg	紅 茶	400 mg
花 茶	300 mg	菊 花	125 mg
銀 耳	360 mg	白 菜	400 mg
金針菜	240 mg	慈 菇	180 mg
紅 薯	50 mg	紅 豆	340 mg
黑 豆	350 mg	綠 豆	300 mg
黃 豆	460 mg	蠶 豆	300 mg
核 桃	500 mg	花 生	300 mg
牛 肉	200 mg	豬 肉	170 mg
雞 肉	300 mg	雞 蛋	200 mg
牛 奶	300 mg	優 格	400 mg
蝦 米	650 mg	紫 菜	350 mg
干 貝	500 mg		

（七）銅

銅是肌體多種蛋白和酶的組成部分，參與膠原代謝和血紅蛋白的合成，維持骨骼、血管、毛髮的正常。

銅缺乏會引起貧血、血脂異常、毛髮營養不良、風濕性關節炎、皮膚彈性變差。當含銅量太低，癌症生長加速。過多攝入銅會引起中毒，造成肝脾腫大。

成人每日銅需要量為 1.5 毫克。

食物來源：

食物	每100克的含量	食物	每100克的含量
紅豆	2 mg	菠菜	2 mg
馬鈴薯	2 mg	竹筍	2 mg
扁豆	1.5 mg	梨	5 mg
桃子	2 mg	牛肉	0.5 mg
豆奶	6 mg	黑豆	2 mg
黃豆	1.5 mg	杏	7 mg
核桃	2 mg	芝麻	2 mg
生蠔	12 mg	章魚	9 mg
牡蠣	8 mg	魷魚	12 mg
蝦米	3 mg	紫菜	2 mg
綠茶	3 mg	菊花	2 mg

（八）錳

錳參與維生素 A、B、C、E 的合成，還參與人體具有抗衰老作用的超氧化物歧化酶（SOD）的合成。它能

促進骨骼形成和性腺發育，增強胰島素的作用，增強人體免疫力，消除自由基。

錳缺乏時，腦功能減退，生殖功能低下，免疫力降低。過多攝入錳會引起頭暈頭痛、精神分裂。

成人每日錳需要量為 8 毫克。

食物來源：

食物	每 100 克的含量	食物	每 100 克的含量
香 菇	6 mg	竹 筍	6 mg
白 菜	3 mg	黑木耳	9 mg
馬鈴薯	1 mg	蘋 果	0.4 mg
櫻 桃	0.3 mg	香 蕉	0.5 mg
草 莓	0.3 mg	黑 豆	3 mg
黃 豆	3 mg	核 桃	15 mg
花 生	2.5 mg	紫 菜	4 mg
蚌 肉	80 mg	黃 鱔	8 mg
綠 茶	30 mg	紅 茶	40 mg
菊 花	4 mg		

（九）碘

碘能促進大腦發育，促進人體發育，保持人體新陳代謝，參與蛋白質的合成，活化多種酶。碘是合成甲狀腺素的重要原料，具有廣泛的內分泌生理功能，使甲狀腺控制全身的新陳代謝。碘還能促進蛋白質中鈣、磷的合成代謝，同時具有調節水、電解質代謝和調節肌體蛋白質、脂肪及醣的代謝。

嬰幼兒缺碘將導致癡呆症，兒童缺碘會造成性發育不成熟。孕婦缺碘可導致早產或流產及影響胎兒大腦發育，造成智力障礙。缺碘同時能造成人體甲狀腺功能低下，引起甲狀腺腫大。過多攝入碘會引起碘中毒。

成人每日碘需要量為 0.2 毫克。

食物來源：

食物	每100克的含量	食物	每100克的含量
山　藥	116 µg	玉　米	30 µg
菠　菜	90 µg	青　椒	120 µg
黑木耳	2000 µg	花　菜	60 µg
莧　菜	50 µg	韭　菜	40 µg
柿　子	120 µg	梨	80 µg
葡　萄	100 µg	牛　肉	8 µg
牛　奶	30 µg	黃　豆	15 µg
綠　豆	6000 µg	蠶　豆	2000 µg
海帶（干）	40000 µg	黃　魚	120 µg
帶　魚	80 µg	干　貝	1200 µg
海　蜇	1300 µg	紫　菜	4500 µg

（十）鍶

鍶在人體內可以起到平衡鈉的吸收與排泄的作用，能預防高血壓等心血管疾病，保護生物膜穩定性，同時能使尿結石變小。

鍶缺乏會造成骨折難癒合、白髮、尿結石，易患癌症。過多攝入鍶會引起關節疼痛、肌肉萎縮。

成人每日鍶需要量為 2 毫克。

食物來源：

食物	每 100 克的含量	食物	每 100 克的含量
芥 菜	6 mg	甘 藍	5 mg
冬 瓜	2 mg	山 楂	3 mg

（十一）鉻

鉻也是人體不可缺少的元素之一。三價鉻與胰島素的生物合成密切相關，可促進醣、脂質的代謝，預防糖尿病，同時起到調節血膽固醇的分解和排泄的作用，預防動脈粥樣硬化。

鉻缺乏會造成蛋白質合成不足，容易引起血糖異常、血脂增加、動脈硬化。鉻攝入過多會影響許多重要酶的活性，損肝傷腎。

成人每日鉻需要量為 80 微克。

食物來源：

食物	每 100 克的含量	食物	每 100 克的含量
莧 菜	250 µg	香 菇	160 µg
金針菜	1000 µg	黑木耳	1300 µg
蔥	750 µg	高麗菜	55 µg
菠 菜	80 µg	芹 菜	50g
韭 菜	40 µg	洋 蔥	22 µg
香 蕉	11 µg	蘋 果	18 µg
牛 肉	200 µg	豬 肉	380 µg

食物	每 100 克的含量	食物	每 100 克的含量
雞 肉	20 μg	牛 奶	2 μg
黃 豆	340 μg	青 豆	900 μg
紫 菜	650 μg	海 帶	1650 μg
海 參	470 μg	魷 魚	250 μg
牡 蠣	20 μg	鱔 魚	180 μg

（十二）鉬

鉬在人體內能協助鐵的儲存，保持動脈彈性。鉬的代謝與銅的代謝相關聯，也是體內部分酶的活化劑。

鉬缺乏會產生營養不良綜合症、心血管疾病、齲齒。鉬攝入過多會引發痛風、性欲減退、脫髮、貧血、造成鈣、磷代謝紊亂，影響酶和激素的合成。

成人每日鉬需要量為 200 微克。

食物來源：

食物	每 100 克的含量	食物	每 100 克的含量
扁 豆	120 μg	黑木耳	230 μg
金針菜	210 μg	莧 菜	60 μg
青 菜	30 μg	菠 菜	26 μg
香 菇	36 μg	馬鈴薯	19 μg
茄 子	15 μg	南 瓜	10 μg
白 菜	19 μg	豬 肝	19 μg
豬 肉	57 μg	雞 肉	35 μg
黃 豆	8 μg	花 生	150 μg
核 桃	80 μg	紫 菜	300 μg
海 帶	240 μg	鱔 魚	40 μg

（十一）鈷

鈷是維生素 B_{12} 的重要成分，參與造血，促進合成核蛋白。

鈷缺乏會引起惡性貧血、神經退化、反應遲鈍。缺鈷嚴重者損肝，還會導致青光眼。過多攝入鈷會引起心肌受損、耳鳴、紅血球增多症。

成人每日鈷需要量為 3 微克。

食物來源：

食物	每100克的含量	食物	每100克的含量
金針菜	250 μg	黑木耳	230 μg
香 菇	46 μg	慈 菇	30 μg
蘿 蔔	25 μg	莧 菜	20 μg
紅 薯	11 μg	蔥	9 μg
白 菜	8 μg	牛 肉	34 μg
豬 肉	60 μg	牛 肝	70 μg
豬 心	25 μg	豬 腎	10 μg
綠 豆	260 μg	紅 豆	190 μg
黃 豆	40 μg	牡 蠣	15 μg
蝦	5 μg	海 帶	160 μg
紫 菜	130 μg	海 參	80 μg

（十二）硒

硒具有抗癌功能，促進淋巴細胞產生抗體，加強抗癌作用，能消除自由基，消除體內有害元素，抗衰老，

是很好的抗氧化劑,能維護細胞的完整性,並刺激免疫球蛋白,產生抗體,增強人體抗病能力。硒同時能幫助人體對維生素 A、C、E 的吸收。

硒缺乏會產生克山病(編按:又稱地方性心肌病,其致病原因不明,是一種以心肌病變為主的疾病。1935 年首先在黑龍江省克山縣發現),導致心律不整。同時會產生大骨節病,即肌肉關節萎縮變形,喪失勞動能力。過多攝入硒會引起貧血、嚴重脫髮、心腎功能障礙。

成人每日硒需要量為 40 微克。

食物來源:

食物	每 100 克的含量	食物	每 100 克的含量
豌 豆	40 μg	松 蘑	100 μg
大 蒜	25 μg	紅蘿蔔	25 μg
蘑 菇	15 μg	扁 豆	32 μg
芹 菜	8 μg	金針菜	7 μg
冬 菇	7 μg	椰 子	6 μg
桑 椹	6g	雞 肉	100 μg
豬 腎	100 μg	雞 肝	40 μg
羊 肉	30 μg	豬 肝	40 μg
牛 肉	40 μg	核 桃	65 μg
花 生	4 μg	紫 菜	12 μg
海 參	150 μg	魷 魚	150 μg
蝦 米	75 μg	龍 蝦	100 μg
牡 蠣	85 μg	鮮 貝	60 μg
帶 魚	40 μg	黃 鱔	40 μg
紅 茶	50 μg		

（十三）鎳

鎳參與細胞膜、核醣核酸、激素代謝，促進紅血球再生。

鎳缺乏會引起肝硬化，磷、醣代謝異常，降低鐵的代謝。過多攝入鎳會致癌。

成人每日鎳需要量為 20 微克。

食物來源：

食物	每 100 克的含量	食物	每 100 克的含量
金針菜	2500 μg	黑木耳	2000 μg
蘑菇	25 μg	香菇	600 μg
青菜	60 μg	莧菜	300 μg
四季豆	300 μg	銀耳	1500 μg
紅棗	2500 μg	柑橘	3 μg
牛肉	380 μg	羊肉	200 μg
雞肉	400 μg	豬肉	400 μg
豬肝	200 μg	黃豆	700 μg
核桃	190 μg	花生	1400 μg
紅豆	2600 μg	紫菜	1200 μg
魷魚	600 μg	鯉魚	850 μg
蝦米	750 μg	黃鱔	500 μg

（十四）氟

氟在形成骨骼、牙齒等方面起著重要作用。

氟缺乏會引起齲齒。氟攝入過多會影響體內鈣和磷的正常代謝，容易骨折。

成人每日氟需要量為 3 毫克。

食物來源：

食物	每 100 克的含量	食物	每 100 克的含量
薺 菜	37 μg	雪裡蕻	30 μg
青 菜	40 μg	芋 芳	30 μg
高麗菜	50 μg	莧 菜	150 μg
菠 菜	200 μg	芹 菜	70 μg
四季豆	80 μg	冬 菇	26 μg
銀 耳	34 μg	黑木耳	50 μg
紅 棗	210 μg	綠 豆	42 μg
紅 豆	120 μg	黃 豆	55 μg
花 生	50 μg	核 桃	75 μg
綠 茶	300 μg		

（十五）釩

釩幫助人體骨骼和牙齒的形成。釩缺乏容易造成骨骼發育不良。過多攝入釩會引起骨質增生。

成人每日釩需要量為 0.2 毫克。

食物來源：

食物	每 100 克的含量	食物	每 100 克的含量
甘 薯	22 μg	馬鈴薯	7 μg
蠶 豆	44 μg	蔥	40 μg
雪裡蕻	50 μg	白 菜	9 μg
芋 芳	24 μg	紅蘿蔔	7 μg
白蘿蔔	8 μg	茄 子	10 μg
慈 菇	40 μg	高麗菜	15 μg

養生之道

食物	每 100 克的含量	食物	每 100 克的含量
莧　菜	129 μg	菠　菜	30 μg
四季豆	45 μg	銀　耳	140 μg
黑木耳	500 μg	黑　棗	300 μg
紅　棗	270 μg	牛　肉	50 μg
雞　肉	60 μg	羊　肉	40 μg
豬　肉	90 μg	黃　豆	120 μg
紅　豆	300 μg	綠　豆	400 μg
花　生	130 μg	核　桃	45 μg
海　參	300 μg	海　鰻	140 μg
帶　魚	50 μg	鯧　魚	100 μg
鯉　魚	100 μg	鯽　魚	40 μg
鱔　魚	70 μg	扁　魚	40 μg
海　帶	400 μg	紫　菜	550 μg

（十六）錫

錫能幫助核酸、蛋白質代謝，促進人體生長發育。

錫缺乏會造成人體發育遲緩。過多攝入錫會引起神經錯亂、心臟充血、致癌。

成人每日錫需要量為 2 毫克。

食物來源：

食物	每 100 克的含量	食物	每 100 克的含量
蘆　筍	9 μg	萵　筍	4 μg
蠶　豆	3 μg	菠　菜	12 μg
蘑　菇	20 μg	香　菇	130 μg
青　菜	700 μg	銀　耳	220 μg
黑木耳	830 μg	高麗菜	540 μg

食物	每 100 克的含量	食物	每 100 克的含量
莧 菜	780 µg	菠 菜	190 µg
牛 肉	120 µg	羊 肉	100 µg
雞 肉	110 µg	鴨 肉	90 µg
豬 肉	200 µg	黑 豆	5 µg
桃	16 µg	杏	5 µg
核 桃	192 µg	蓮 子	411 µg
海 參	650 µg	鯧 魚	180 µg
鱔 魚	100 µg	海 帶	850 µg
紫 菜	550 µg		

（十七）鈉

鈉在飲食中是以氯化鈉形式存在，也是食鹽的主要成分。成人每日僅需 1 克食鹽，攝入過多易患高血壓。缺鈉會引起低鈉血症。過多攝入鈉會引起高鈉血症，增加心臟負擔，腎功能受損，加重水腫，引發和加重高血壓。

（十八）鋁

鋁是有毒元素，尤其對大腦組織構成極大危害。鋁中毒會引起痴呆症，同時會妨礙磷的吸收及導致鈣的流失而引起骨質疏鬆。

（十九）鉛

鉛是有害元素，但人們通常多吃奶製品、蔬菜、水果就能預防鉛中毒。

（二十）鎘

鎘是有害元素。煙草中含鎘量高，最好不要吸煙。多吃高鈣食物能預防鎘中毒。

（二十一）汞

汞是有害元素，會損傷腦部。鯰魚要少吃，因為含汞量極高。

五、什麼是維生素？

能維護生命的營養素就是維生素。因為人體不能自身合成，所以必須依靠食物來得到補充，它是人體生長發育必不可缺的營養要素。假如人體缺少維生素，就會引起代謝紊亂和免疫功能下降，容易患上各種疾病。

維生素廣泛存在於天然食物中，因此攝取維生素的最佳方法和唯一途徑就是通過食物來補充。

任何保健類維生素製劑和所謂綜合性維生素補充劑都將危害人體。

美國和德國的專家經過長期合作研究發現，服用任何維生素補充劑和微量元素製劑及抗氧化劑等，根本不能預防心血管疾病，也不能減緩動脈粥樣硬化形成，更談不上保護心臟。專家試圖進行研究，希望維生素補充劑、綜合維生素製劑、維生素C抗氧化劑和延緩衰老的

維生素 E 補充劑等，能對人體有些幫助或起到一些預防作用，但還是沒有發現。臨床試驗報告顯示，服用任何維生素補充劑將對人體造成危害，無益健康。他們做了一次試驗，首先把病人集中起來，然後分成兩組，一組按照病人的情況分別服用各種維生素補充劑，另一組病人則沒有服用各種製劑，但給服了一些無任何作用的安慰劑，同時提醒病人多吃些蔬菜、水果配合治療。通過一段時間檢查結果發現，服用維生素補充劑的那組人，病情依然存在，無明顯改善。而沒有服用任何製劑，只是多吃了些蔬菜、水果的那一組，病情均有明顯改善。這種結果事實上在早些年就被發現了，但為什麼沒有對外公布？原因是在美國一種新藥推出需要付 3 億美金來支付申請專利保障，因此首先考慮的問題是生產廠商要收回投資，有利可圖。

然而在 2006 年上半年，美聯社終於報導說：美國國家衛生研究院組織的健康專家委員會認為：「沒有研究能夠充分證明人們服用含有多種維生素和微量元素的保健類補劑可以促進自身健康。」

美國醫學中心所收集到的最新研究報告顯示，多吃維生素不但無益健康，反而會喪命。

北歐哥本哈根的醫學專家研究指出，服用維生素製劑對人體沒有任何好處，奉勸大家不要服用。市面上所說的維生素製劑有益健康等各種誘人的語言都是廣告商

和廠家為了賺錢而進行的巧妙設計，他們無限誇大了維生素的效用，目的是賺取更多的錢。

當你服用維生素是為了追求生命更長壽，那你已經錯了。許多專家建議把錢花在多吃蔬菜和水果上，身體會更健康，生命會更長壽。

所以在這裡向大家建議，一切所需的營養從食物當中去尋找，用食物的營養來保護我們的健康。美國權威免疫專家提醒大家：「天然植物的營養素比起加工提鍊的維生素藥丸、滋補藥品，不僅成分更豐富，而且更容易被人體吸收，能真正改善人體免疫系統。」

維生素通常分為脂溶性和水溶性兩大類。

脂溶性維生素是指維生素A、維生素D、維生素E和維生素K。這些維生素在體內容易蓄積，攝入過多會產生毒性。水溶性維生素是指維生素C和維生素B群。這兩種維生素在體內不易儲存，故需每天通過食物來補充。

（一）脂溶性維生素

1. 什麼是維生素A？

維生素A與視覺器官關係密切，它是合成視紫質（Rhodopsin）的原料，這是一種感光物質，存在於視網膜內。而維生素A能促進視網膜內的視紫質的合成或再生，維持正常視力，防止夜盲症。

維生素 A 能保護皮膚及呼吸器官的內膜，並能保持上皮細胞組織結構的完整。

維生素 A 還可預防甲狀腺腫大，幫助調節甲狀腺功能，同時還能促進人體醣蛋白的合成。同時維生素 A 在人體內能殺滅細菌和抵抗病毒入侵，抑制癌細胞的增長。

維生素 A 存在於動物性食物中以肝臟含量最多，其次是奶、蛋、魚類。

蔬菜中胡蘿蔔素是維生素 A 前體，能在人體內轉化為維生素 A，是一種較強的抗氧化劑，所以維生素 A 能幫助人體增強免疫力。

當人體缺少維生素 A 時，會使淚腺上皮角化，淚腺分泌停止，產生乾眼症，導致夜盲症。同時皮膚會變得粗糙，上皮細胞組織變形，防禦能力下降，人體免疫功能也下降。當維生素 A 供給不足時，人體醣蛋白合成減少，細胞易受侵襲，人體易患疾病。

過多攝入維生素 A 會引起中毒。

富含維生素 A 的食物有豬肝、魚、鱔魚、柑橘、柿子、黑木耳、胡蘿蔔、菠菜、豆苗、薺菜、南瓜、青椒、芹菜。

2. 什麼是維生素 D？

維生素 D 是人體吸收鈣和磷的必需品，它能提高肌體對鈣、磷的吸收，同時具有調節鈣、磷的作用。

◢ 養生之道

維生素 D 是骨骼的生長、牙齒的形成健全及維持神經系統的正常功能所必需。它有 5 種化合物，與健康關係密切的是維生素 D_2 和維生素 D_3，D_2 由麥角固醇（Ergosterol）經陽光照射後轉變而成，D_3 由 7-去氫膽固醇（7-dehydrocholesterol）經紫外線照射而成。所以，人體所需維生素 D 大部分均可由陽光照射而得到滿足，只有少量需從食物中攝取。維生素 D 對女性來講尤為重要，如供應充足就不易患乳腺癌和卵巢癌。

當人體缺少維生素 D 時，嬰幼兒易引起佝僂病，成人易發生骨質疏鬆症，誘發高血壓、心臟病、癌症。

過多攝入維生素 D 則引起中毒（指藥劑），會引發頭痛、噁心、腹瀉。

富含維生素 D 的食物有小麥胚芽和蔬菜、菇類食品及魚類，還有酵母、豬肝、牛肝、蛋黃及牛奶。

3. 什麼是維生素 E？

維生素 E 是一種強抗氧化劑，它能保護細胞免受不飽和脂肪酸氧化，從而阻止自由基損傷血管壁，預防膽固醇堵塞，所以維生素 E 有助於對抗心血管疾病。同時還能防止血液凝固，保持血流暢通，並且能有效地減少細胞中褐質生成，保護細胞，提高人體免疫功能。維生素 E 具有超強的清除自由基功能，使生物膜免受自由基攻擊，故具有很強的抗衰老作用。

當人體缺乏維生素 E 時，免疫功能減退，易患癌症，容易衰老。過多攝入維生素 E（指藥劑）會引起中毒。

含有維生素 E 的食物有芝麻、花生、杏仁、葵花籽、水果及蔬菜、魚類、蛋類、牛肉、牛奶。

4. 什麼是維生素 K？

維生素 K 具有促進血液凝結的作用，其最大功用是抑制癌細胞的發展。

含有維生素 K 的食物有菠菜、苜蓿（草頭）、包心菜、海苔。

（二）水溶性維生素

1. 什麼是維生素 C？

維生素 C 也稱「抗壞血酸」，它是人體重要的水溶性抗氧化劑，也是人體每日所需量最多的一種維生素。它能提高肌體抗感染能力，促進肌體組織中膠原蛋白的合成，使創傷快速癒合，是天然的抗菌素。維生素 C 能增加血管壁的張力，改善脂肪和膽固醇的代謝，防止動脈粥樣硬化，預防心血管疾病；還能促進潰瘍癒合，維持牙齒、牙齦和結締組織的健康，幫助吸收鐵質，增強細胞活力，促進血液再生。它能保護酶的活性，同時也能保護維生素 A、維生素 E 不被氧化。能增強人體免疫功能，阻斷致癌物亞硝胺（N-nitrosamine）的合成，起到防癌抗癌的作用。

養生之道

　　當人體缺乏維生素 C 時，易得壞血病，牙齦出血發腫，人體免疫力下降，易傷風感冒，同時引發骨骼脆弱及其它相關疾病。

　　含有維生素 C 的食物有各種蔬菜和水果：

食物	每 100 克的含量	食物	每 100 克的含量
青椒	150 mg	苜蓿	110 mg
高麗菜	70 mg	苦瓜	55mg
花菜	61 mg	西紅柿	45 mg
白菜	45 mg	蓮藕	45 mg
蒜苗	35 mg	菠菜	35 mg
雪裡蕻	30 mg	馬鈴薯	28 mg
獼猴桃	65 mg	草莓	48 mg
荔枝	40 mg	柚子	25 mg
橙子	24 mg		

2. 什麼是維生素 B？

(1) 維生素 B

　　維生素 B 又稱「硫胺素」（Thiamine），其作用是以輔酶的形式促進碳水化合物和脂肪的新陳代謝，調節和維護正常神經系統的功能。

　　維生素 B 廣泛存在於穀類、豆類、蔬菜類、乾果類及豬肉豬肝中。

　　當人體缺乏維生素 B 時，容易產生腳氣病，使人食欲不振，消化不良。

(2) 維生素 B_2

維生素 B_2 也稱「核黃素」（Riboflavin），因具有酶的功能，故能增強人體對蛋白質的利用率，幫助人體生長發育。同時是構成細胞的重要物質，參與細胞的新陳代謝。在人體物質代謝中起到傳遞氫原子的作用，幫助細胞呼吸。

維生素 B_2 廣泛存在於動物性食品中，以肝、腎、心含量最高，其次為奶類、蛋類和蔬菜類。

當人體缺乏維生素 B_2 時，容易引起口腔潰瘍、神經系統組織變性、角膜血管增生等。

(3) 維生素 B_3

維生素 B_3 也稱「菸鹼酸」（Niacin）或「尼古丁酸」（Nicotinic Acid），也是一種輔酶，主要功能是分解碳水化合物、脂肪和蛋白質，幫助人體吸收各種營養，增加能量，促進血液循環。

維生素 B_3 廣泛存在於動物性食品及穀類製品、乾果類和蔬菜中的胡蘿蔔、番茄之中。

當人體缺乏維生素 B_3 時會導致新陳代謝異常，使人體容易產生疲勞。

(4) 維生素 B_5

維生素 B_5 也稱「泛酸」（Pantothenic acid），是基

礎代謝相關酶的組成成分。其功能是幫助促進碳水化合物、脂肪、蛋白質的代謝，保持皮膚健康，參與控制血糖。

維生素 B_5 廣泛存在於穀類、豆類、乾果類及肉類食物之中，其中以肝臟含量最豐富。

當人體缺乏維生素 B_5 時，容易患上癩皮病、口腔炎和皮膚病。

(5) 維生素 B_6

維生素 B_6 也稱「吡哆醇類」（Pyridoxine），其主要功能是參與蛋白質中胺基酸的代謝，參與紅血球的合成，也參與脂肪代謝，增強神經系統功能，預防水腫，同時參與激素合成。

維生素 B_6 廣泛存在於穀類、豆製品和雞蛋、牛奶、牛肉、牛肝之中。

當人體缺乏維生素 B_6 時，容易患貧血症和憂鬱症。

(6) 維生素 B_{12}

維生素 B_{12} 也稱「鈷胺素」（Cobalamin），主要功能是促進紅血球生長發育，幫助骨髓造血，促進人體新陳代謝，也是人體生長所必需，同時有助於神經系統的健康。

維生素 B_{12} 廣泛存在於啤酒酵母、魚類、豆腐乳及牛

肉、豬肉和內臟之中。

當人體缺乏維生素 B_{12} 時會引起貧血和生長發育不全。

(7) 葉酸

葉酸也稱「蝶酸單麩胺酸」（Pteroylmonoglutamic acid），其功用是參與紅血球和白血球的合成，調節細胞分裂和繁殖，具有輔酶的功能。

葉酸廣泛存在於穀類、豆類、蔬菜類和牛奶及蛋黃之中。

當人體缺乏葉酸時，容易引起惡性貧血，同時引發體內的同半胱胺酸之水平提高，損壞血管內膜，使血管外皮變厚，導致血管硬化。

六、什麼是纖維素？

纖維素包括粗纖維素、半纖維素、木質素、膠質和果膠，是人體不可缺少的物質之一。它有助於人體對營養素的消化吸收，有助於人體礦物質的新陳代謝，並抑制人體腸道有害菌的生長。

纖維素分為可溶性纖維素和不可溶性纖維素兩種。

可溶性纖維素在人體大腸內通過細菌發酵分解，產生短鏈脂肪酸，營養結腸細胞，維持腸黏膜的完整性，

從而阻止結腸癌的發生。

不可溶性纖維素能增加腸內食物體積，吸附大量水分，使人產生飽腹感，並加快腸道蠕動，有助於減少食量，對控制體重有幫助，而且能將人體廢物和毒素快速排出體外，防止便秘。事實上，膳食纖維素與澱粉、米粥中的糊精一樣，全是由葡萄糖構成的一種醣質。它雖不能被人體完全消化吸收，但能與腸道內的細菌合成產生維生素 B，有益人體健康。

常食膳食纖維素能降低人體對膽固醇的吸收，可明顯減少心血管疾病的發生，能預防糖尿病和肥胖症的發生，也能有效地預防胃癌的發生。

纖維素雖好，但也不能猛吃、多吃。倘若長期過量攝入，會影響消化，阻礙人體吸收其它營養物質，會降低人體對蛋白質的吸收，降低人體對脂肪的利用，從而造成對人體心臟、骨骼及其它器官的傷害。

富含纖維素的食物有粗糧、雜糧、蔬菜、水果及乾果。

七、水

在七大營養素中，水是人體最重要的營養素之一。它是生命之源，是構成人體的重要物質，水占人體總重量的 55%。人體內各種器官發揮作用及功能都離不開水，

水除了擔負營養物質的輸入和體內排泄物的輸出之外，還直接參與人體的新陳代謝，幫助人體進行消化、吸收、分泌、排泄等多種生理活動。同時還具有調節體溫的作用，比如發高燒的病人，只要喝水出汗，就能降低熱度。同時，水還具有潤滑作用，連接骨骼關節、軟組織等。假如人體關節缺水，就會失去膨脹性，容易碎裂。

那麼人每天到底應該喝多少水？有人說人體每天約需3000毫升水，也有人建議每天喝6杯水。美國專家建議每天喝水的換算公式：人體體重除以2，等於多少磅，然後再由磅換算成盎司即可。例如140磅除以2等於70磅，然後70磅換算成70盎司，就是說一位體重140磅的人，每天需喝水70盎司。事實上人體每日排出水分約2500毫升，為了達到排出與進入保持平衡，人體每天喝水至少3000毫升。

關於晨起喝水的問題，應該說有益健康。晨起1杯溫開水，足以補充休息一夜的身體因代謝失去的水分。低溫開水無菌又不會刺激腸胃道，反而可以洗滌清潔腸胃道，使腸胃道更有效地發揮生理功能。晨起千萬不能喝生水，生水中含有細菌，況且水中的氯與水中的有機物互相作用會產生一種致癌物——三羥基，經常飲用生水的人患癌症的機率明顯增加。晨起1杯水，除了淨化肌體，濕潤腸道，軟化大便，防止便秘外，其更重要的功用是稀釋血液，降低血黏度，防止心血管疾病的發生。

養生之道

關於喝水的最新研究報告指出，適量多喝水能提高人體血液質量，從而使體內細胞不斷更新，有利於肌體組織發揮其最佳功能。多喝水是指經常適量喝水，不能暴飲。人們通常在喝水時，總是口渴了才喝，有時一喝又喝到肚子發脹，這就是「暴飲」。反對暴飲是因為暴飲猛喝水也會損傷人體腸胃、肺、腎、心臟，會引發消化不良，胃下垂，對腎功能不全者會引發水中毒，加重心力衰竭。希望大家多喝水，在感覺不渴的時候就喝水。當你感到口渴時再喝水，事實上已經脫水了。故大家要多喝水，增加次數，使體內的廢物和毒素通過喝水而排除掉，使我們的身體變得更健康。

第二章
六大平衡

一、酸鹼平衡

（一）努力保持人體的酸鹼平衡

一個健康人的血液酸鹼度是以 PH 值（氫離子濃度）來表示的。當 PH 值等於 7 是中性，大於 7 是鹼性，小於 7 是酸性。正常人的血液 PH 值應維持在 7.4，即弱鹼性。當人體酸鹼失衡時，疾病就開始降臨。來自美國癌症防治協會的報告指出，大凡癌症患者，其體質都呈酸性。癌細胞喜歡缺氧和酸性環境。為了身體健康，大家應該多吃鹼性食物，努力保持自己的血液呈弱鹼性。

（二）什麼是鹼性食物？

當食物含鈣、鈉、鉀、鎂等金屬元素的總量較高，在人體內形成碳酸鹽，經過代謝最終產生的物質呈鹼性，這些食物就是鹼性食物。如蔬菜、水果、豆製品、奶製品、海帶、紫菜等，都是鹼性食物。堅果類中，杏仁、栗子也是鹼性。酒類中只有紅葡萄酒是鹼性，還有我們每天喝的茶是鹼性。茶含有豐富的鹼性礦物質，在淨化人體血液、保持血液弱鹼性的過程中起到積極的作用。必須注意的是，並非味覺上呈酸性就是酸性食物。如橘

/ 養生之道

子、檸檬等水果含有各種有機酸,味覺上是酸的,但在生理上並不顯酸性,因其含有鈣離子、鈉離子、鉀離子、鎂離子等金屬元素,而且經人體代謝後會產生較多的鹼性灰質,故為鹼性食物。據專家研究指出,當人的血液保持健康弱鹼性時,其身體免疫力會增強,也會使人精力充沛,而且多吃鹼性食物有助於大腦發育,促進智商升高。

(三)什麼是酸性食物?

當食物中的氯、硫、磷等非金屬元素含量較高,在人體內形成鹽酸、硫酸、磷酸,經代謝後最終產生的物質呈酸性,那麼這些食物就稱為「酸性食物」。如穀類、米麵粉和蛋白質含量豐富的肉類、禽類、魚類、蛋類、海鮮類及堅果類中的花生、核桃和啤酒等都是酸性食物。攝取過多的酸性食物會引發人體生理上酸鹼平衡失調,造成酸性體質,誘發癌細胞,使癌細胞在酸性環境中成長繁殖。

人們常被「人體內擁有自動調節酸鹼平衡系統」這句話所誤導,以至過量食用豬、雞、牛、羊肉和海鮮。試想一下,我們的主食米、麵粉都是酸性食品,又喜歡吃高蛋白的動物性食品,外加多吃、貪吃誘人的海鮮食品,這些都是酸性食物;並且每頓飯、每天、每月、每年,甚至10年、20年都是如此。過量食用酸性食品,早就超出肌體本身所具有的酸鹼調節平衡能力。遇到周末、假

第二章 六大平衡

日再喝上一些啤酒,真是酸上加酸,最終使人體生理上酸鹼平衡失調,導致酸性體質。當人體長期處於酸性體質中,就加速了細胞老化,原因是食物經消化產生的物質要經過血液交換才會被細胞器官吸收,通過腎臟血液過濾後,才能排除有害的酸性代謝廢物。然而因長期過量攝入酸性食物,也就造成酸性代謝廢物增多,而腎臟過濾酸性代謝廢物積聚體內,形成酸鹼失衡,體質變酸,細胞功能由此減弱,人體新陳代謝變差,早衰便開始。

動物性食品吃得太多,導致酸性體質,會使人體內激素分泌、神經調節功能受到抑制,從而影響腦部神經功能,引發失眠,導致記憶力衰退,思維遲鈍。同時容易使人產生疲勞感,導致血液色澤加深,血黏度增強,使膽固醇淤積在血管壁上,最終引發心血管疾病。過多攝入動物性食品,還會引發糖尿病,因為長期過量食用動物性高蛋白食品,會促使胰腺大量分泌胰液來分解消化蛋白質。久而久之,動物性高蛋白攝入太多,胰腺難以應付,也就會減退或停止分泌胰液和胰島素,所以就患上了糖尿病。

英國北愛爾蘭專家最新研究指出,酸性食物是降低人類骨質強度的一個重要因素。美國專家經過長期研究指出,過多攝入動物性蛋白質是導致人體骨質疏鬆的主要原因。

養生之道

　　為了大家身體健康，建議大家在日常生活中嚴格控制，避免攝入過多的酸性食品，並多食鹼性食品，努力做到酸鹼平衡，保持血液弱鹼性，人體自然增強了免疫力，身體也就更健康了！

二、嚴格注意飲食能量平衡

　　飲食能量平衡是指人們飲食的食量既不多吃超量，產生營養過剩，也不吃得太少，導致營養不足，要講究均衡。所謂「均衡」是指飲食攝入與人體消耗成正比，也就是攝入與支出相平衡。只有嚴格注意飲食能量平衡，人體才會獲得真正的健康。假如長期攝入與消耗失衡，則終將導致人體產生眾多疾病。

　　現在的人普遍吃得太好太多，殊不知飲食過量，營養過剩，不但損傷臟腑，而且對人體造成全面危害。在日常生活中，常發生對某種食物特別喜愛，因此貪吃導致過量攝入，結果無益人體健康。正確的飲食方法是各種食物都吃，但又少吃不過量。常言道「萬物皆美，過則為災」，就是這個道理。事實上「病從口入」此話不假，人類很多疾病都是自己吃出來的。例如：鹽吃多了，血壓升高了；糖吃多了，患糖尿病了；動物性食品及高蛋白攝入太多，又患尿酸和高血脂症；長期偏食「烘、炸、煎、烤、醃、熏」食物，又會患癌症⋯⋯

總之，飲食要科學，能量要控制，少吃多餐，有益健康。

為什麼少吃反而健康？原因是無論我們一餐吃多少食物，我們的小腸總是機械性地用兩小時的蠕動來完成一餐的消化過程。如果你吃得少，這餐還不到兩個小時就被小腸給消化掉了，結果是吸收較好。假如你一餐吃很多，超量進食，小腸也是用兩小時來消化，結果因食物太多引起消化不良，所以也就影響吸收。我們的小腸不會因為你吃很多食物就增加時間來蠕動消化，所以當你貪吃越多，消化就越不好，吸收也變得更差，消化不掉的東西含有細菌，形成宿便，侵害人體健康。所以在這裡建議大家少吃點，因為少吃有益健康。你至少應保持能量攝入與支出平衡。

如何保持能量平衡呢？假如按照營養學的要求去做會有一定難度，何況每個人高矮不等，胖瘦兩樣，再加上吸收、消化功能各不相同，因此很難固定說法。現在為大家介紹一種簡單而實用的飲食能量平衡法。首先在家準備好一個體重計，然後假定你現在的健康標準體重為 150 磅（約 68 公斤）。你測量體重的結果是 160 磅（約 72.5 公斤），那就是你超重 10 磅（約 4.5 公斤）。怎麼辦？很簡單，你今天一整天吃多少食物，從明天開始減去一半食量，不需多久就可以減輕 10 磅。當你刻意去保持 150 磅體重時，有時因為工作太忙或其它原因使身體

◢養生之道

瘦了幾磅,很簡單,從明天開始,每一餐的食量添加三分之一,大約幾天即可增加體重。通過飲食能量的增減,可以有效控制體重。而體重保持不變,則飲食能量也得到平衡。女性身材會苗條漂亮,男性更健美強壯。

中國古代養生家認為,健康長壽的法寶就是每餐只吃七分飽,絕不多吃。現代醫學專家也指出,健康飲食七分飽,對人體極為有益。那是因為當你暴飲暴食以後,滯留在腸道中沒有被完全消化的食物,會被腸道中的有害菌轉化成一種單鍵蛋白質的酵素,而這種酵素危害很大,它會阻止人體排泄致癌物質,從而引發腸癌。

所以人們飲食一定要注意能量平衡。同時應該科學安排一日三餐,兼顧客觀規律,做到早餐吃飽、吃好;午餐吃好、吃豐富;晚餐吃好,要節制;宵夜應停止。只有嚴格注意飲食能量平衡,身體才會更健康,精力更充沛。

(一)早餐

從養生角度來講,早餐對人體相當重要,必須吃好吃飽!因為它是人體整個上午強力工作和活動的基本熱量來源。從營養學的要求來講,早餐最好是吃得全面,即米麵主食加豆漿、雞蛋和葷食及蔬菜。但是在現實生活中,大部分人很難做到,原因是晨起時間緊迫,為了讀書、工作,匆匆忙忙,根本無暇顧及膳食平衡與全面。

怎麼辦？不吃是肯定不行的，因為不吃早餐，就沒有熱量來源，人體肝醣供應不足，會產生飢餓感，引發頭昏，損傷神經細胞和腦細胞，直接影響大腦思維，精力不能集中，反應遲鈍，體軟無力，血糖過低，損壞身體。由於飢餓感持續到中午，午餐時刻大快朵頤，又吃到肚子發脹，這樣飢一頓，飽一頓，使胃體一縮一脹，造成飲食傷胃，長期如此，必定會導致胃病。那麼早餐究竟要如何應對？事實上，如果想整個上午保持精力旺盛，那麼米麵主食加高蛋白食物是最佳選擇。如牛肉湯麵或大排湯麵，再加點蔬菜，實屬簡單而優等的早餐。早餐至少吃到九分飽，只有吃飽，米麵主食的能量才能提供大腦充足的肝醣，使大腦細胞活力旺盛，使人們的工作效率大大提高。

（二）午餐

午餐的要求是吃好吃全面，也就是葷素搭配，膳食平衡，通常是米麵主食加高蛋白食物及豆製品和蔬菜、水果。午餐實際只需吃到八分飽，不宜過飽，以免引起昏睡。美國專家研究發現，若午餐吃得過飽，會使胃腸道血容量增加，造成大腦血液集中流向消化道，而使大腦血液供應不足，影響腦細胞正常的生理代謝。因此午餐首重吃全吃好，不宜過飽。

（三）晚餐

當人們結束一天辛苦的工作和學習，晚餐也就來臨了。人們習慣上晚餐十分豐盛，這對於人體來說是好事，可以大膽放心去吃。只是在晚餐時要有明確的想法，一定要留意今天一整天的飲食是否達到了膳食平衡？堅決做到不偏食，一切以營養身體為主，強調食物所帶來的酸鹼平衡，這點很重要。人體很多疾病都是長期酸鹼不平衡所造成的。如果早餐和午餐吃多了葷食，那晚餐就該多吃點素的；如果早餐和午餐吃得清淡了，那晚餐來點葷的也無妨。每天飲食的關鍵是要知道和掌握一日三餐是否保持了酸鹼平衡。關於晚餐的量，如果想要長壽，那就盡可能控制在七分飽。中國現存最早的醫書《黃帝內經》告誡人們「飲食自備，脾胃乃傷」，意即多吃傷身。現代醫學研究證明，過分飽食容易使胃黏膜上皮細胞失去活力，且不易修復，致使胃病產生。所以晚餐七分飽，是真正的養生之道。

（四）宵夜

宵夜通常是指到了應該睡覺休息的時候而沒有休息，又去飲食了。從人體健康的角度來講，吃宵夜的習慣應該改掉。長期吃宵夜的人，最終會患上各種疾病，以至損壽。

大凡吃完宵夜的人，躺下後總感到腹脹，難以入睡，

這是因為本該休息的臟器又在進行工作。試想一下，人躺下後，會使全身血液循環放慢，勢必導致五臟六腑及消化器官供血不足，血流不暢影響消化功能。長期如此，會使消化系統超負荷工作，產生疲勞，引發腸胃疾病。還會造成脂肪堆積，形體發胖，引發高血脂症、高血壓、動脈硬化和冠心症。有些偏愛吃宵夜的人還不時在臨睡前猛吃大魚大肉，誤以為高蛋白能營養身體，結果這些食物進入人體後，促使胰臟大量分泌胰液來幫助消化蛋白質，使胰臟不堪重負，超時工作，最終導致胰臟分泌胰島素休克，產生終身疾病──糖尿病，後患無窮。

為了身體健康，人們吃宵夜的習慣一定要改掉，要讓胃腸消化系統及內臟各器官充分休息，只有時時養護臟腑，人體才能真正健康強壯。

三、陰陽平衡

在自然界中，月亮與太陽，黑夜與白天，陰陽平衡，天長地久。在人類社會，通過飲食保持人體陰陽平衡就能延年益壽。

要保持人體陰陽平衡，首先應該了解自己的體質是寒性還是熱性。

（一）什麼是寒性體質？

寒性體質通常表現為面色蒼白、形體偏瘦、舌苔淡

養生之道

白、四肢冰冷、喜喝熱飲、常感暈眩、精神萎靡、易感疲勞、經常腹瀉、尿多色淡。

（二）什麼是熱性體質？

熱性體質通常表現為形體偏胖、面色潮紅、舌苔厚黃、胃熱易汗、腺體亢進、緊張急躁、喜食冷飲、小便短黃、大便燥秘，女性生理周期經常提前。

寒性體質就是陰性體質，熱性體質就是陽性體質。當了解自己的體質後，我們就能通過飲食攝取補陰或補陽的食物，以求達到飲食的陰陽平衡。

寒性體質應選食溫熱助陽性食物，以溫補寒性體質求得平衡。其代表性食物是羊肉、雀肉、牛肉、雞肉、火腿、鰻魚、鱔魚、栗子、韭菜、南瓜、芥菜、香菜、大葱、大蒜、薑、辣椒等。

寒性體質的人，嚴格來講就是陰盛陽虛。按原理應多吃些熱性食物來助陽散寒，以求陰陽平衡。但有時人們會忽略自身的體質屬性，見梨吃梨，看到柿子就嗜甜，吃西瓜為求爽口，還要冰鎮。殊不知這些都是寒性食物，而寒性體質的人加食寒性食物，對人體而言好比雪上加霜。陰陽嚴重失衡，結果導致肌體衰退，陰氣下降，腸胃不適，產生腹瀉，人體更消瘦，以至患上各種疾病。

熱性體質應選食滋陰清熱食物，以清補熱性體質求得平衡。其代表性食物是鴨肉、兔肉、甲魚、河蝦、海

第二章　六大平衡

帶、紫菜、荸薺、蓮藕、菠菜、芹菜、黃瓜、蘿蔔、豆腐、苦瓜、綠豆、柿子、梨、桃子等。

熱性體質的人，嚴格來講就是陽盛陰不足。按原理應多吃些寒性食物來清熱補陰，以求陰陽平衡。但有時人們還是見什麼吃什麼，見羊肉就吃，吃牛排還挑大塊，覺得辣椒開胃助食又是拼命往上加，殊不知這些都是熱性食物，而熱性體質的人加食熱性食物，就好比「火上澆油」，陰陽嚴重失衡，導致肌體亢進，內火上升，口腔潰瘍、牙齦腫痛，腸胃不適，引發便秘及各種熱症。

只有保持人體陰陽平衡，人體才會健康無病。當人體陰陽平衡失調，就會滋生眾多疾病。為此，我們必須充分利用食物的屬性來平衡調補人體的陰陽偏差，使之均衡。當人體的陰陽平衡調和了，氣血就會充盛暢通，五臟六腑得以安康，肌體百病不生，從而獲得真正的健康。

所有食物都具有涼、寒、溫、熱四種屬性。事實上，涼與寒，屬性一致，只是程度上有點差異；溫與熱，屬性一致，只是程度上有些差異。為了方便和記憶，我們把涼與寒統稱為「寒性」；溫與熱統稱為「熱性」；不寒不熱稱為「平性」。這樣若能把自身體質的屬性加上食物的屬性來均衡達到人體陰陽平衡，那麼人們都將獲得健康長壽。

四、保持動態平衡

（一）什麼是動態平衡？

動態平衡就是運動狀態的平衡。當事物處在一種「動的狀態」中，它產生不了平衡，只有製造出另一種與它不同的「動的狀態」，才能產生動態平衡。

（二）如何保持動態平衡？

今天，我們從養生的角度來談人體氣血的動態平衡。人體的氣血周而復始，一直處於動態之中，但它始終是平和的呼吸，緩慢的流通，顯示的只是一種和緩的「動的狀態」，因此產生不了平衡。

為了達到氣血的動態平衡，人們必須選擇一種運動項目，使呼吸變得急促，血的流速加快，產生一種激烈的、快速的、急促的「動的狀態」。當平和與激烈、緩慢與快速相對形成後，真正的動態平衡便產生了。人體內所有生理活動都是在動態中進行的。當人體的氣血動態平衡了，臟腑的動態平衡也來了，身體就變得更強壯了。

為了保持動態平衡，人們就必需選擇一項運動，而堅持運動是保持動態平衡的唯一方法。只要是運動，無論什麼項目，都是對人體健康有幫助的。一個不運動的人，臟腑器官功能會每況愈下，氣血流通會滯淤減慢，

新陳代謝降低，肌體嚴重衰退，引發眾多疾病，早衰會提前到來。現代醫學的研究發現，一個血液流速緩慢的人，會使體內形成較多的無氧空間，而恰恰是這些無氧空間滋長了癌細胞的成長。如果人們選擇運動，血液就會加速循環，而血液循環越好，人體就很難造成局部缺氧，身體也就不容易產生病變。為此人們應該加強運動，促使血液良好循環，保持血管暢通，增強體質，強健身體。

記得4年前，我疾病纏身，疲勞不堪，感覺身體相當虛弱，我意識到自己早衰提前到來了。為了擺脫這種困境，我開始高度重視保持人體酸鹼平衡，嚴格要求自己控制飲食能量平衡，時刻注意掌握保持人體陰陽平衡，通過努力，我又做到健康無病了。然而健康無病只是人們生活的最基本要求，人們的終極目標是從健康無病走向健康強壯，延緩衰老。而選擇運動、保持動態平衡是人生重要的養生方法，也是健康長壽的唯一選擇。

現在為大家介紹一項最簡單的有氧運動──跳繩。事實證明，這項運動是有助於人體健康強壯非常有效的運動。

1. 跳繩能強腎壯腰

跳繩運動是人們用腳尖和前腳掌不停地跳。在人的前腳掌上有一個非常重要的穴位──湧泉穴。前腳掌不停

地跳繩，等於在幫助人們不停的按摩、刺激湧泉穴。湧泉穴受到不停的刺激便開始釋放功效，促進經絡氣血運行，促進經絡血脈流通，幫助人們強腎壯腰，增精補髓。所以凡有腰腿痛的病人，只要堅持每天跳繩，是能夠醫治的。

2. 跳繩能幫助排毒

跳繩運動因為不停地跳動而產生振盪，再加上雙臂前後不停旋轉，所以能夠刺激、振動人體全身淋巴系統，幫助排毒。人體淋巴系統的主要功能是產生淋巴細胞，淋巴細胞能吞噬癌細胞和病原菌，產生抗體，是人體十分重要的免疫機制。這種通過彈跳運動來強化淋巴系統功能，用振動全身淋巴系統的方法來排毒已得到很多專家認可。因此，跳繩運動能排毒。

3. 跳繩能改善睡眠，防止骨質疏鬆

跳繩運動每天最好有一次安排在戶外陽光下進行，6分鐘即可。在陽光下進行跳繩運動時，人們頭頂上的穴位——百匯穴，在太陽照射下，日精進入人體，有助於大腦恢復疲勞，改善皮質功能，還可減輕晚上失眠症狀。同時陽光中的紫外線還能起到殺菌作用，增強血液中的白細胞吞噬異變細胞的能力。還有人體所需的維生素D，90％可通過太陽照射而得到滿足。而維生素D是幫助人體吸收鈣和磷的必需品。當談到曬太陽的問題時，有些

第二章　六大平衡

人會說中午的烈日有毒。然而美國專家研究指出，烈日照射人體，不塗抹防曬霜，要連續半小時以上才會呈現輕微不利人體的症狀。就是說你在太陽下運動 10 分鐘，只有好處沒有壞處，不但能幫助人體吸收鈣，而且可防止骨質疏鬆。

4. 跳繩有益心臟

跳繩運動能使心臟血液輸出成倍增加，能使營養心臟的冠狀動脈變粗，增加供應心肌的血流量，從而使心肌獲得更多的氧氣和營養，快速增加心跳次數，促使心肌收縮有力而發達，增強心臟功能，使血管更富有彈性。同時能使血液中的脂肪被消耗，血脂降低，動脈壁上的粥樣硬化斑塊被消除掉。所以堅持跳繩運動，能有效防止心血管疾病，使心臟更強健。

5. 跳繩有助記憶

跳繩運動能增加肌體攝氧量，增加呼吸量，排出更多的二氧化碳，提高肺功能，促進血液循環，將營養輸送到全身各器官，提高了腦細胞的功能，促進了腦細胞的生長發育，提高腦神經系統的靈活性，從而幫助人們增強記憶，提高工作效率。

6. 跳繩有助能量平衡

跳繩運動是幫助人們控制飲食能量平衡的最佳方法。當我們上下不停地跳動時，我們的腸胃跟著上下一起抖

養生之道

動，這種跳躍、抖動能增加能量消耗，幫助腸胃加速蠕動，從而促使消化吸收，有效控制能量平衡。

7. 跳繩能增強免疫力

跳繩運動的不停跳動和轉動雙臂促使血液循環不休，強化了全身肌肉，提高了肌肉的收縮與舒張能力，增強了骨骼的韌性和彈性；增強了骨骼的物質代謝，有效防止骨質疏鬆，延緩骨質老化。同時，跳繩運動使整個肌體代謝增強，增強了體質，提高了人體的免疫功能。

五、作息平衡

作息平衡，故名思義就是工作和睡眠休息要平衡。工作是人的能量釋放，而睡眠休息是能量的補充和保證。當一個人自認為自己身體很健康，可以長時間的工作，甚至夜以繼日，每天只睡 5 到 6 個小時，那就是大錯特錯了。要知道長期睡眠不足會引發許多問題。首先會出現精神方面的異常，影響人的正確思考，並讓人無法控制自己的情緒，腦力下降，出現幻覺，容易產生自殺傾向。其二，長期的睡眠不足，會影響人體荷爾蒙的正常分泌，會改變人體內碳水化合物的代謝，導致胰島素產生抵抗，使胰島素的敏感性明顯下降，使血糖濃度升高，引發 II 型糖尿病。第三，會影響人體基礎代謝率，分泌太多的皮質醇，一種壓力荷爾蒙，能刺激人的饑餓感，

引發多吃,導致肥胖。第四,長期的睡眠不足會導致肝功能指數異常,引發肝炎。第五,會使人體血壓升高。第六,會增加罹患心腦血管疾病的風險。第七,長期睡眠不足會使體內的壓力激素升高發炎情況增多,會導致機體的免疫功能下降,引發許多疾病。當人們忽略睡眠不足所產生的嚴重問題,那麼其結果一定是能量枯竭耗盡,引發猝死。為此人們必須保證每天7到8小時的充足睡眠。因為充足的睡眠是人類健康的源泉。只有保證人體7到8小時的充足睡眠,人體的免疫系統就能對侵入機體的各種細菌,通過免疫反應,將細菌徹底清除。因為睡眠能增強機體產生抗體,良好地睡眠有助於白血球增殖,還能增強巨噬細胞的吞噬能力及對各種疾病和癌症的抵抗力。事實上,充足而有效地睡眠,還能促進人體內核酸和蛋白質等重要物質的合成,能啟動機體各種活性酶,促進人體的新陳代謝,有利於體內調節脂肪儲存和葡萄糖代謝的激素分泌,協調機體的內環境和功能,促使各組織器官加快自我康復。

現在的問題是,即使有8個小時的睡眠時間,有許多人還是感覺很疲勞。原因是睡眠品質變差。有的患有輕度睡眠障礙,有的甚至翻來覆去睡不著而嚴重失眠。為什麼會產生這樣的問題呢,眾說紛紜。筆者認為,導致這些問題的產生,是人們忽略了睡眠的「定時」性,是人們對睡眠態度的「隨意」性所造成。即想睡就睡,

養生之道

毫無規律，今天早睡，明天晚睡，後天休息一直睡到中午。要知道想睡就睡，隨意而睡，危害極大。它搞亂了規律性的睡眠，破壞了人體生理功能。實際上，擁有良好睡眠品質的關鍵在於，要有嚴格的作息制度。即每晚定時入睡，每日早晨按時起床。當你嚴格遵守作息時間，那麼你的睡眠品質將會逐日提高。當然，每個人的睡眠時間是有差異性的，但是按照自己所需而制定的作息時間是必須遵守的。比如，有的人晚上 10 點就寢，明天早晨 6 點就起床；有的人 11 點就寢，那明天早晨 7 點就必須起床。最遲人們應該在 12 點前必須就寢。

美國《認識神經科學》雜誌報導，睡眠保證 8 小時，學習能力會增強，人會更聰明。充足的睡眠對各種記憶的形成作用很大。

刊登在《歐洲心臟》雜誌上的一篇研究文章認為，睡眠時間長短與身體健康有著極為密切的關係。長期睡眠不足會大大增加罹患冠心病和中風的風險，導致過早死亡；而睡眠時間過長，也會增加心血管疾病的風險，同樣不利於身體健康。為此，人們必須遵守睡眠的宗旨，不打亂自身的生物時鐘。做到定時入睡，按時起床，午睡 30 分鐘。遵循睡眠與覺醒相交替的客觀規律。要知道，定時入睡，按時起床，就像陽光、空氣和水一樣重要。

在對待睡眠的過程中，有相當一部分人認為，多睡總是好的。事實恰好相反，西方專家認為多睡有害健康：

因為睡眠過多，就會破壞心臟休息規律，導致心跳不一，心慌乏力，終日昏沉。一旦嗜睡過長，會導致血液黏度過高，誘發腦血管疾病和中風。

中醫也認為，久臥傷氣。即過多睡眠會損害正常的新陳代謝，使人體氣血運行不暢，機體虧損虛弱。為此，正常人白天午睡不能超過 45 分鐘。通常 30 分鐘午休為最佳，因為人類的作息程式是夜間需要長眠，而午休則需要片刻。德國科學家研究發現，午休片刻可使體內激素分泌更趨平衡，有利健康。

在作息平衡中，人們往往被失眠所困擾。失眠是無聲的痛苦，它帶給人們的傷害是巨大的，也是無法形容的。那麼究竟是什麼原因讓我們失眠？我們是否能找到失眠源頭？是否可以找到消除失眠障礙的方法？回答是應該可以的！

大凡失眠都是由精神問題和心理問題引起的，也就是巨大壓力焦慮所引起。現代社會的日新月異和千變萬化，讓人感到壓力重重；對已發生的事情煩惱，對未發生的事情憂愁，讓人萬分焦慮，最終導致失眠。

中醫認為，失眠就是心神不靜，勞神過度和心情鬱悶導致氣弱血虛所引起。

為了有效防止失眠，或緩解失眠症狀，我們可以從以下幾個方法來著手解決。

養生之道

（一）靜心打坐法

臨睡前「打坐」一次，做到靜坐無念，身心超脫，渾身放鬆，腹式呼吸。這套方法經實驗，療效顯著。

（二）改變晚上飲食內容。《黃帝內經》記載，胃不和則臥不安

晚上不喝濃茶，不喝咖啡，只吃7分飽。吃的清淡些，素些，易消化的食物。

油膩、大辣、醃、燻、烤、烘、炸、煎等不易消化之物，少食或不食。當腸胃負擔減輕，睡眠就會踏實許多。

（三）清空大腦，安然入睡

選擇一本筆記本，在睡前，把今天沒做完的和明天要做的所有事情記在筆記本上，留待明日處理。放空思想，清空大腦。用鬧鐘把明日的起床時間設定好，做到無憂無慮無失，那你一定能安然入睡。

（四）規律運動，有助睡眠

當你患上失眠症，那麼務必請你在白天，堅持每天30分鐘的運動，將有助提升睡眠品質。

（五）泡腳和音樂

晚上用熱水泡個腳，血液流暢，有助睡眠。就寢前

聽些舒緩的音樂，大腦無憂無慮，那麼你將會輕鬆入睡。

（六）饑餓失眠症

有相當一部分人，睡前產生饑餓感便難以入睡。此時建議喝半杯牛奶，含鈣含色胺酸，具有調節神經功能，緩解神經緊張，有助睡眠。來幾片大麥餅乾，略有飽腹感，或者來1小碗黑木耳湯也很好，消除饑餓感，使人容易入睡。

（七）良好的睡眠環境

良好的睡眠環境是指，臥室乾淨、安靜、無光、睡床舒適，溫度20℃。當5種條件具備，會使人躺下就睡著。

六、心理平衡

心理平衡很重要，它與健康的關係十分密切。美國哈佛大學醫學專家研究發現，當人體心理平衡時，有助機體內特殊基因幫助人體免疫系統防止疾病產生。在古代中國，中醫也發現「喜則氣和志達，營衛通利」。即良好的心情有助人體氣血通暢，使人體生機旺盛。美國匹茲堡大學的研究人員發現，對生活保持樂觀者要比悲觀者長壽，身體也更健康。為此，我們有理由認為：有益的心理作用能增進健康，而不良的心理變化會引發疾

養生之道

病的產生。西方醫學認為「病由心生」，專家們通過實驗證實人類有許多疾病是由心理失衡造成的。中醫也認為：「驚則氣血分理，脈道不通。」指的就是心理失衡所產生的不良心情會使人氣血逆亂，臟腑陰陽失調，導致疾病的產生。因此，為了健康，我們必須保持心理平衡。保持心理平衡的最佳方法就是永遠以積極的人生態度──樂觀、開朗、隨和、誠實、幽默大方及樂意助人，去面對生活，熱愛生活。但是，現代社會發展飛速，競爭激烈。科技資訊日新月異，人們無論在生活中，工作中都感受到巨大壓力存在，這種長時期的壓力壓迫，會使人精神上產生焦慮；生理上導致失眠；情緒上變得很不穩定。凡此種種，都極大地損害了人體的健康。如果我們不懂得調適紓解心理平衡，那麼將導致人體神經系統、免疫系統、消化系統和內分泌系統嚴重失調，繼而引發各種疾病產生。為此，如何面對心理平衡，如何解決心理平衡成了當務之急。現介紹最基本的五種心理失衡自我療法，有助調控心理，保持平衡狀態，有益健康。

（一）傾訴法

傾訴是一種釋放。這是一種最基本、最簡單的緩解心理平衡的方法，但相當有效。通常是選擇自己的親人或知心朋友或自己信得過的人，傾訴交談，吐露心中之憂，宣洩心中不悅，訴說心中之煩，把自己內心的憂鬱、痛苦全部說出來。通過傾訴，會使自己獲得一種解脫，

一種釋放,一種如釋重負的感覺,使人心情舒暢,心理獲得平衡。

(二)音樂療法

聽音樂是幫助人們恢復心理平衡的最佳方法之一。音樂能撫慰身心。音樂療法就是用音樂來愉悅身心、調適心境的治療方法。美國專家認為,音樂很奇妙,它能讓人變得平靜、減輕痛苦、帶去愛意、是一種無形的藥。德國專家認為音樂能帶來愉悅和幸福感。事實上音樂對心理平衡有積極作用。美國已有用音樂來作為一種治療精神病和心理障礙方面的輔助療法。那些精神科和心理科的專家們讓患者聽舒緩的音樂,來減輕患者的症狀。的確音樂能把你帶入另外一個世界。音樂世界裡的聲波、旋律、節奏能有效的刺激大腦皮層的作用。在人腦中形成物理的生化的運動。使人神經愉悅、肌肉放鬆、血壓降低、減少腎上腺荷爾蒙分泌,同時能讓緊張焦慮之感和煩惱壓抑之感完全消失。這悠揚的音樂能使身心愉悅,舒解壓力,真具有扶平心靈情緒的作用。當歡快的旋律出現會使人興奮,而柔緩的節奏能帶給人鎮靜,優美的音色能使人輕鬆愉快。所以當你感到心裡不爽時,趕緊聽音樂,讓音樂幫你獲得內心真正的恬靜。

(三)運動療法

運動療法就是通過運動來調節神經活動。美國神經

科專家發現,心理失衡的人,尤其是抑鬱的人,腦內5-羥基色胺酸(5-HTP)含量比正常人少。而適量曬太陽可以促進大腦產生更多的5-HTP,這種具有鎮靜功效的特殊成分,能使人們情緒穩定,因此在太陽下的運動有助於人們心理平衡,比如慢跑運動,除了促進提升心肺功能和新陳代謝外,尤其是在運動後,大腦分泌腦內啡,給人帶來好心情,有助於改善心理疾病。

(四)靜坐療法

靜坐,也稱打坐。它可以端坐椅上,閉目靜思,也可盤腿席地而坐,閉目靜心,無思無念。它能讓人心靈沉澱,也能使人全身心獲得安寧。靜坐者,瞭解一個「靜」字非常重要。想要獲得真正的內心平衡,必須認識和體會這個「靜」字。《資治通鑑》中記載:「入靜者,靜處一室,屏去左右,澄神靜慮,無私無營」。這帶有禪意的靜字,連武當太極真功也極為推崇,他們以靜為旨,以靜為貴,靜中養生,靜中得益。如果要想獲得真正的靜,必須恬淡虛無,清新寡欲。寡欲即無念,無念方能靜,靜中氣自平,氣平則心靜,心靜始為真。只有靜心,才能養神。孟子說過「養心莫善於寡欲」。寡欲就能神情安然,怡心悅神。中國古代醫學家認為:靜心寡欲能使人安靜調和,使人體身心獲得全方位協調平衡。當一個人能真正達到入靜的狀態時,他不僅能主觀上感受到極其舒服的心理效應,身體上也會出現許多實際變

化。當打坐結束後，感覺會輕鬆愜意許多，心靈上會處於清淨安寧的狀態，大腦中沒有任何念頭，自律神經得到平衡，最終使心理獲得平衡。

（五）旅遊療法

　　旅遊，一種戶外活動，它可以協調自律神經。離開你感到壓力很大的地方，選擇山川或江海，名勝和古跡，把自己沉浸在自然中。一種全身心的輕鬆感會馬上產生，令人精神振奮。當旅遊把你帶到深山叢林或原始森林，大自然中的主體綠色和繽紛色彩，具有自動調節人體神經系統和大腦皮質功能；當旅遊把你帶到江河湖泊或藍色大海，大自然的美麗風光將有助活化你的副交感神經；當旅遊把你帶到茫茫草原或高山頂上，大自然的清新空氣將使你的大腦更為健康。而此時此刻，你的心靈開始淨化，萬慮俱消，心曠神怡……

第三章
蔬菜、水果及動物性食品的屬性與功用

第三章　蔬菜、水果及動物性食品的屬性與功用

一、蔬菜

蔬菜含有豐富的纖維素、維生素、礦物質，含糖量低，熱量低，在保持人體酸鹼平衡，陰陽平衡，清除自由基，預防高脂血症及抗衰老方面起著重要作用。同時，蔬菜中含有多種類黃酮、花色素、胡蘿蔔素、葉綠素及其它抗氧化物質。為了大家身體健康，請多吃蔬菜。

但是，無法避免的蔬菜農藥殘留問題現在已變得較為突出，因此人們在選食蔬菜的時候，一定要加倍留心這個問題。我在美國曾聽過一位專家介紹，說美國加州僅一個州而已，全年所使用的農藥劑量是整個中國的20倍。我聽後感到很震驚，為此我們應當盡量避免蔬菜的農藥殘留對人體的傷害。

第一，在夏秋兩季應少吃十字花科蔬菜，如卷心菜、花菜、芥蘭、白菜、青菜、雞毛菜等，原因是害蟲較喜歡吃十字花科蔬菜，所以噴灑農藥較多，且藥性較強。在夏秋兩季應盡量多吃瓜類和帶皮的蔬菜及豆類，如黃瓜、絲瓜、苦瓜、南瓜、胡蘿蔔、萵筍、竹筍、洋蔥、土豆、菠菜、茼蒿、大蒜、蓮藕、辣椒、蠶豆、毛豆等。

第二，在清洗蔬菜時，一定要做到先洗，後浸泡，再沖水三部曲，盡量減少農藥殘留。

第三，盡量烹飪熟吃蔬菜，避免生吃引發中毒及防止病原體污染。

（一）寒性蔬菜

1. 蕃茄：又名「西紅柿」，性涼

蕃茄含有碳水化合物、蛋白質、纖維素、有機酸和維生素 A、維生素 B 群、維生素 C、維生素 D、維生素 P 及有益人體的微量元素鈣、鐵、鎂等。

蕃茄富含檸檬酸，而維生素 C 又存在於酸性環境中。蕃茄是經過烹調損失維生素 C 最少的一種蔬菜，常食能促進鈣、鐵的吸收。

蕃茄的最大功用是可以防止各種癌症，原因是蕃茄中含有一種蕃茄紅素，蕃茄紅素的抗氧化功效是天然類胡蘿蔔素中最強的，能清除人體內的自由基，抑制癌細胞增殖，起到防癌抗癌的作用。

常食蕃茄能健胃消食，增強體質。蕃茄中的蕃茄紅素還能保護心血管系統，可抑制細胞合成膽固醇，降低血液中的膽固醇，降低高血壓和心臟病的發病率。

關於蕃茄，人們通常相信生食更營養，事實是經過烹調營養價值更高，原因是蕃茄紅素是脂溶性的，它必

須經過烹調才能釋放出來,何況蕃茄紅素經油脂烹調才能被人體更多地吸收。因此蕃茄熟吃更具營養,對人體更有幫助。

蕃茄不宜空腹生吃,原因是蕃茄中含有大量果膠和柿膠物質,食後與胃酸結合會凝結成不溶性膠狀物,經常空腹大量生吃蕃茄會引發胃痛。

2. 菠菜:性涼

菠菜含有碳水化合物、蛋白質、纖維素,維生素A和維生素C含量豐富,同時含有對人體有益的微量元素鈣、鐵等。

菠菜有滋陰養血、生津潤燥之功效,常食菠菜能強化身體造血功能,能降低視網膜退化,保護視力。菠菜含有維生素K,常吃有益肌膚。適合高血壓、糖尿病患者食用。菠菜同時具有排毒功效,常食菠菜能清體內熱毒,有效防止便秘。在美國,專家提倡食用菠菜,原因是菠菜含有豐富的抗氧化劑,能抗衰老,還能激活大腦功能,增強記憶力。

腎病患者忌多食菠菜,原因是菠菜含草酸多,會與鈣形成難溶性草酸鈣。但是菠菜經滾水燙後,再炒食用,應可除去草酸。

3. 薺菜:性涼

薺菜含有碳水化合物、蛋白質、纖維素,維生素C

含量豐富，同時富含維生素A、維生素B。薺菜含鈣量高，同時含有有益人體的微量元素鈣、鐵、磷。

薺菜有清熱止血、平肝明目之功效，常食能防止感冒，尤其對患眼疾的病人有顯著療效。因富含維生素A，故可防止夜盲症。

4. 草頭：又名「苜蓿」，性涼

草頭含有碳水化合物、纖維素及豐富的蛋白質和維生素C、維生素B、維生素E、維生素K。草頭含鈣量高，每100克鮮草頭含鈣量高達700毫克，同時含有對人體有益的微量元素。

草頭的氨基酸含量豐富，硒含量每100克高達8.5微克，故常食草頭能增強體質，防癌抗癌。

5. 馬蘭頭：又名「路邊菊」，性涼

馬蘭頭屬野生蔬菜，含有碳水化合物、蛋白質、脂肪、維生素A、維生素B和豐富的維生素C，同時含有人體所需的微量元素。

馬蘭頭是營養價值很高的蔬菜，屬於高鈣蔬菜之一，具有清熱、涼血、消炎之功效。常食馬蘭頭拌香干，能強身壯骨，功效優於各種鈣製劑。

6. 枸杞頭：又名「枸杞苗」，性涼

枸杞頭含有碳水化合物、蛋白質、維生素B和豐富

的維生素 C，同時含有維生素 A 源及人體所需的微量元素。

常食枸杞頭能清熱補虛，養肝明目。頭暈發熱者、高血壓患者常食有療效，枸杞頭也適宜糖尿病患者食用。

7. 空心菜：又名「翁菜」，性涼

空心菜富含維生素 A、維生素 B、維生素 C 及蛋白質，鈣的含量較高，同時還含有有益人體的微量元素。

空心菜有清熱解毒之功效，能降血壓，糖尿病患者宜食。

8. 莧菜：又名「米莧」，性涼

莧菜富含碳水化合物、蛋白質、維生素 C、賴氨酸及微量元素。

莧菜營養豐富，含鐵量高，是鉀的優質來源。具有清熱、明目、解毒之功效。年輕人常食對生長發育有療效。

事實上莧菜營養價值高於菠菜，其最大優點是不含草酸，所含鈣質、鐵質容易被人體吸收。

9. 芹菜：性涼

芹菜含有碳水化合物、蛋白質、纖維素、維生素 A、維生素 B 群、維生素 D、維生素 C 及鈣、鐵、磷等有益

人體的微量元素,故常食芹菜有明顯的降血壓作用,亦能降血脂。

常吃芹菜可健胃、利尿、鎮靜,對高血壓、血管硬化、神經衰弱、月經不調等患者大有裨益。同時芹菜具有平肝清熱、袪風利濕之功效。糖尿病患者常食有療效,女性常食芹菜有護膚健美作用。

10. 茄子:又名「酪蘇」,性涼

茄子富含碳水化合物、蛋白質、維生素A、維生素B、維生素C、維生素D和維生素P,還含有對人體有益的微量元素鈣、鐵、磷等。

茄子因其含有大量維生素D,故能保護血管,同時因含有抑制角苷,故能降低膽固醇。

茄子有清熱活血、消腫之功效。動脈硬化、高血壓、冠心病患者常吃有療效,口腔潰瘍者常食茄子有療效。

11. 黃瓜:性涼

黃瓜含有碳水化合物、維生素A、維生素B_2、維生素C、維生素E及有益人體的微量元素。

黃瓜有清熱解毒之功效,適宜熱性體質食用。多食黃瓜可降低膽固醇,同時也適宜高血壓、高脂血症患者食用。黃瓜也適合減肥者食用。常食黃瓜能抗癌防癌,因為黃瓜尾部的苦味富含葫蘆素C,而葫蘆素C有抗腫瘤作用。

黃瓜含有維生素 E，人們常將黃瓜切成片貼於臉部，能起到美容作用，且效果良好。常食涼拌黃瓜，能使肌膚滋潤，延緩衰老。

12. 蘿蔔：性涼

蘿蔔含有碳水化合物、蛋白質、維生素 A、維生素 B、維生素 C 和纖維素及有益人體的微量元素鈣、磷、鐵、錳等。

蘿蔔含有豐富的木質素，能使人體內巨噬細胞活力增強，吞噬癌細胞。同時蘿蔔含有的糖化酵素可分解食物中的致癌物亞硝胺。蘿蔔內的芥子油有促進胃腸蠕動、增進食欲、幫助消化等作用。

蘿蔔有健胃、消食、寬中下氣、防癌抗癌之功效。

蘿蔔雖好但不可一次性多吃過量，因多食會引發脹氣。

13. 冬瓜：性涼

冬瓜含有碳水化合物、蛋白質、維生素 B 群、維生素 C 及有益人體的微量元素鈣、磷、鐵。

冬瓜有清熱解毒之功效。冬瓜營養豐富，適宜各種病患者食用。冬瓜也適合減肥者食用，因冬瓜含有丙醇二酸，能阻止體內脂肪增多和阻止體內糖類轉化為脂肪。冬瓜低糖，適合糖尿病患者食用。

14. 絲瓜：性涼

絲瓜含有碳水化合物、蛋白質、纖維素、維生素B、維生素C及有益人體的微量元素鈣、磷、鐵。

絲瓜有清熱解毒、祛風通絡之功效。常食絲瓜能生津止渴，夏季食絲瓜能解暑除煩。

絲瓜營養豐富，因含有人參皂甙，故常食能清暑涼血，通經絡，強身體。

15. 慈菇：性寒

慈菇含有碳水化合物、纖維素、維生素B群和維生素C，蛋白質含量豐富，還含有對人體有益的微量元素。

慈菇具有清熱止血、散腫消炎之功效。慈菇富含澱粉，能提供熱量，少量常食有助於人體血液酸鹼度平衡。

16. 筊白：又名「茭筍」，性寒

茭白含有碳水化合物、維生素C、維生素B、蛋白質、纖維素及對人體有益的微量元素。

常食茭白能降血壓，清熱解毒。

腎病患者忌食，因茭白中草酸鈣含量高。

17. 萵苣：又名「香萵筍」，性涼

萵苣含有碳水化合物、蛋白質、纖維素，同時含有豐富的維生素C和維生素A源，以及維生素B和有益人

體的多種微量元素。

常吃萵苣能防癌抗癌，因萵苣含有一種特殊脂質，能夠分解亞硝胺，而亞硝胺是一種致癌物質。常食萵苣能清熱利水，幫助發育，補筋骨，利五臟，有消食、通乳之功效。

18. 藕：又名「蓮藕」，性涼

藕含有豐富的碳水化合物、蛋白質、纖維素和維生素 C 及維生素 B 群，含有對人體有益的微量元素鈣、鐵、鉀。

藕的氨基酸含量豐富，常食能健脾、開胃、養血、補五臟。適合虛弱病人、糖尿病患者食用。

藕生吃有清熱、止血之功效，原因是藕富含丹寧酸，而丹寧酸具有收斂作用，故能止血。

19. 蘑菇：性涼

蘑菇含有碳水化合物、蛋白質、纖維素、維生素 C、維生素 B 群和維生素 D、維生素 E、維生素 K 及有益人體的微量元素鈣、鐵、磷等。

蘑菇有化痰理氣、補益腸胃之功效。對金黃色球菌、大腸桿菌有抑制作用。常食蘑菇能抗癌，因蘑菇中的多糖化合物對癌細胞有極強的抑制作用。同時蘑菇還能降血糖、降血脂，高血脂患者常食蘑菇有顯著療效。

養生之道

女性常食蘑菇對養顏護膚有幫助，因蘑菇具有很強的抗氧化作用，能延緩衰老。

20. 金針菜：又名「黃花菜」，性涼

金針菜含有碳水化合物、蛋白質、維生素 C，豐富的維生素 A 及有益人體的微量元素。金針菜含鈣量豐富，含鐵量超過菠菜的 10 倍，磷的含量亦較高。

金針菜有清熱利尿、養血壯筋骨之功效。金針菜除了具有抗衰老作用外，還具有防癌抗癌之功效，原因是金針菜含有抗癌物質天門冬素和秋水仙鹼。

21. 海帶：又名「昆布」，性寒

海帶含有碳水化合物、蛋白質、纖維素、甘露醇、維生素 A 及對人體有益的微量元素鉀、碘。

海帶含有豐富的牛磺酸，常食海帶能使血中膽固醇含量降低，因為海帶所含的褐藻酸纖維能抑制膽固醇的吸收，對血管硬化、冠心病、高血壓有一定的療效。

海帶因含碘量豐富，常食對脫髮和甲狀腺腫大患者有療效。海帶含有多種微量元素，女性常食能預防乳腺癌。

22. 紫菜：性寒

紫菜含有蛋白質、維生素 A，含鈣量很高，又是碘的優質來源，對人體而言較易吸收。

紫菜的微量元素含量豐富而全面，富含鈣、碘、鎳、釩、鎂、鋅、鐵、銅、磷、錳、鉀，是相當有益人體的優質食品。

常食紫菜使人強壯，還能降血壓，治甲狀腺腫大，防止動脈硬化，故適合高血壓、高脂血症、冠心病患者食用。脫髮及糖尿病患者常食有療效。

23. 西洋菜：性寒

西洋菜含有碳水化合物、維生素 B、維生素 C、纖維素及人體所需的微量元素。

西洋菜具有清熱解毒之功效，夏季常食能降虛火。痔瘡患者、便祕者常食有療效。

24. 髮菜：又名「龍鬚菜」，性寒

髮菜營養豐富，含有碳水化合物、蛋白質、藻膠及人體所需的微量元素。

髮菜具有清熱、解毒、化痰之功效。髮菜適宜高血壓患者食用。因鈣、鐵、磷含量豐富，故老年人常食有益。

25. 筍：性寒

筍含有碳水化合物、蛋白質、粗纖維，同時含有豐富的胡蘿蔔素、維生素 B_2 和維生素 C 及有益人體的微量元素。

筍營養豐富，纖維素含量多，能幫助消化，促進腸道蠕動。同時氨基酸含量也相當豐富，常食有益身體健康，能清熱解毒，防止腸癌。

26 蘆筍：性涼

蘆筍含有碳水化合物、蛋白質、纖維素、維生素 B 群和維生素 C，同時含有對人體有益的微量元素。蘆筍含有一種成分叫「蘆丁」，對高脂血症、心臟病、動脈血管硬化、高血壓患者有療效。常食蘆筍還能抗癌防癌。常食蘆筍能增強體質，氣血不足者常食有療效。

27. 草菇：性寒

草菇含有碳水化合物、蛋白質、纖維素和豐富的維生素 C 及有益人體的微量元素鈣、磷、鐵等。

常食草菇能降血壓、降血脂、降低膽固醇。草菇營養豐富，含有多種人體必需的氨基酸。當體質虛弱、氣血虧損時，常食草菇有療效。

28. 花椰菜：又名「花菜」，性涼

花椰菜含有碳水化合物、蛋白質、維生素 A 和維生素 B，維生素 C 含量豐富，同時含有對人體有益的微量元素。花椰菜能增加食欲，幫助消化。常食花椰菜能增強體質，同時具有強腎壯骨、補腦填髓、健脾養胃、清肺潤喉的作用。

花椰菜適於脾胃虛弱、咳嗽失音者食用。綠色花椰菜有清熱解毒作用。花椰菜中提取胡蘿蔔素可激活分解致癌物的酶，從而減少惡性腫瘤的發生。

29. 苦瓜：性寒

苦瓜含有碳水化合物、蛋白質、脂肪和豐富的維生素C、胡蘿蔔素及有益人體的微量元素鈣、磷、鐵。

苦瓜具有清火明目、祛熱解毒、生津止渴之功效。常食苦瓜有助於糖尿病患者降低血糖，原因是苦瓜含有類似胰島素的物質。

常食苦瓜能增強人體免疫功能，起到防癌抗癌作用，原因是苦瓜含有的特殊脂蛋白有很強的抗癌功效。苦瓜亦適合肝病患者食用。

（二）平性蔬菜

1. 青菜：又名「小白菜」，性平

青菜含有碳水化合物、蛋白質、纖維素，維生素C含量較高及維生素B群和有益人體的微量元素。

常食青菜有清熱潤肺、通利胃腸之功效。便秘患者常食有顯著療效。

2. 白菜：又名「黃芽菜」，性平

白菜含有碳水化合物、蛋白質、脂肪、纖維素、維

生素A、維生素C，並含有對人體有益的微量元素鈣、鐵、鉀、鋅等。

白菜熱量低，營養豐富，適合各種病患者食用。常食白菜可預防骨質疏鬆症，防止壞血病。白菜因其粗纖維含量高，故常食能防止腸癌。

白菜適合脾胃虛弱者食用。糖尿病患者常食白菜有療效。

3. 卷心菜：又名「包心菜」，性平

卷心菜含有碳水化合物、豐富的蛋白質、纖維素、維生素A、維生素C、維生素B群、維生素E及有益人體的微量元素。

卷心菜營養豐富，其纖維素可分解糖類，故糖尿病患者常食有益處。常食卷心菜有益胃、利五臟、調六腑、壯筋骨之功效，能增強體質，延緩衰老。

4. 蓬蒿菜：又名「菊花菜」「茼蒿菜」，性平

蓬蒿菜含有碳水化合物、蛋白質、維生素C和維生素B群，還含有纖維素及豐富的胡蘿蔔素。同時蓬蒿菜含有對人體有益的微量元素，鈣含量較高。

蓬蒿菜含有多種氨基酸，常常能增強體質，同時能和脾胃，通血脈。常食蓬蒿菜有助於睡眠。

5. 香椿頭：性平

香椿頭含有碳水化合物、蛋白質、纖維素和維生素C、維生素B群、胡蘿蔔素及有益人體的微量元素鈣、磷、鐵等。

香椿頭有健脾開胃、消炎止血之功效，常食能治療慢性腸炎、痢疾、痔瘡出血，但香椿頭每次不宜多食。

6. 豇豆：又名「長豇豆」，性平

豇豆含有碳水化合物、蛋白質、纖維素、維生素A、維生素B群及有益人體的微量元素鈣、磷等。

常食豇豆對脾胃虛弱、消化不良患者有療效。糖尿病患者、腳氣病患者常食豇豆有療效。豇豆還具有滋陰補腎、清熱解毒之功效。

7. 豌豆：又名「雪豆」，性平

豌豆含有碳水化合物、蛋白質、維生素A、維生素B、維生素C及有益人體的微量元素鈣、磷、鐵、鉀等。

豌豆含鈣量很高，維生素含量也豐富，非常適合高血壓、高脂血症、糖尿病患者等食用。

豌豆中的蛋白質所含的氨基酸相當全面，較易人體吸收。常食豌豆能提高人體免疫力，因豌豆中所含酶的成分能防癌抗癌。

8. 蠶豆：性平

蠶豆富含碳水化合物、蛋白質、纖維素、維生素 B 群和卵磷脂及有益人體的微量元素鈣、磷、鐵、鉀等。

常食蠶豆能預防脂肪肝，因蠶豆中的卵磷脂成分能促進脂肪代謝。常食蠶豆還能健脾益氣、利濕防癌、增強體質，能激活大腦細胞、增強記憶。老年人常食有助於防止發生老年痴呆症。

青少年食用蠶豆有利於骨骼對鈣的吸收。蠶豆含蛋白質豐富，且不含膽固醇，常食能營養肌體。

食蠶豆每次不宜過量，多食會引發脹氣。

9. 胡蘿蔔：性平

胡蘿蔔含有豐富的碳水化合物和胡蘿蔔素、蛋白質、纖維素及有益人體的微量元素。

常食胡蘿蔔有健脾補血之功效，因胡蘿蔔素被人體吸收後能促進血紅素的增加。同時胡蘿蔔素在人體內能轉變成維生素 A，而維生素 A 是構成視網膜上的視紫質的重要成分。

胡蘿蔔適宜營養不良者使用，常食能增強體質，提高人體免疫功能。癌症患者常食有療效。女性常食胡蘿蔔能養顏護膚。通常胡蘿蔔熟食營養高於生吃。高血壓患者不宜多吃胡蘿蔔，因其含鈉離子較高。

10. 馬鈴薯：又名「土豆」，性平

馬鈴薯含有豐富的碳水化合物、蛋白質、纖維素和維生素 B 群，維生素 C 含量也高，同時含有對人體有益的微量元素鈣、磷、鐵、鉀、鋅、鎂等。

馬鈴薯具有益氣潤腸、養護脾胃、補血強腎之功效。常食馬鈴薯能防止高血壓和心臟病，因馬鈴薯中鈣和鉀含量豐富。

糖尿病患者忌食馬鈴薯，因澱粉質含量高。

忌食發芽的馬鈴薯，原因是馬鈴薯發芽後會產生大量龍葵素，而龍葵素有毒。

11. 芋艿：又名「芋頭」，性平

芋艿含有豐富的碳水化合物、蛋白質、纖維素、維生素 A、維生素 B、維生素 C 及有益人體的微量元素。

常食芋艿有益脾胃，調和中氣。

芋艿適合各種癌症患者食用。糖尿病患者忌食。

12. 香菇：又名「冬菇」，性平

香菇含有碳水化合物、蛋白質、纖維素、維生素 B 群、維生素 D 和對人體有益的微量元素鈣、磷、鐵等。

香菇因其氨基酸含量特別豐富，故營養價值很高。香菇所含的多糖成分能增強抗體。常食香菇會使人體產

養生之道

生更多的干擾素,消滅體內的病毒,提升肌體免疫力,能防癌抗癌。許多抗癌保健品都含有香菇的多糖成分。香菇有調節人體新陳代謝、降低血壓、降血脂之功效,還能降低膽固醇。常食香菇還能健脾胃,補氣血。糖尿病患者常食香菇有益。

13. 黑木耳:又名「雲耳」,性平

黑木耳含有碳水化合物、脂肪和豐富的蛋白質、纖維素、胡蘿蔔素及維生素 B 群,同時含有豐富的有益人體的微量元素鈣、磷、鐵等。事實上黑木耳的含鐵量遠超過菠菜和動物肝臟,故常食能增強鐵質。

常食黑木耳能補氣補血,能抗血小板凝結,能降血脂,降低膽固醇,降血壓,防止動脈硬化。

黑木耳具有清熱、潤肺作用,其所含卵磷脂及硒的成分有強身抗衰老作用。常食黑木耳還能增強人體免疫功能,能防癌抗癌。

14. 銀耳:又名「白木耳」,性平

銀耳有滋陰潤肺、養胃生津之功效。銀耳含有豐富的鐵質和對人體有益的植物膠質,被視為延年益壽的補品。白木耳含有植物性膠質,有促進凝血之功能。

15. 山藥:又名「薯蕷」,性平

山藥有健脾益腎之功效。山藥有滋精固腎、擴張血

管、改善血液循環的重要作用，能改善人體消化功能，增進食欲。凡體虛者，常食山藥能增強體質，療效顯著。

現代醫學研究發現山藥所含的黏液蛋白不僅能降血糖，還能降低膽固醇，延緩人體衰老。

（三）熱性蔬菜

1. 甘薯：性溫

甘薯富含碳水化合物、蛋白質、纖維素、胡蘿蔔素、維生素A、維生素C及對人體有益的微量元素鈣、磷等。

常食甘薯能強腎明目，養脾胃。其真正功效是能中和酸性體質，保持人體酸鹼平衡。甘薯中的纖維素能吸收腸胃中較多的水分，潤滑消化道，起到通便作用，同時能將腸道中的毒素排出體外。

常食甘薯除了能降血脂外，專家研究發現甘薯含有一種特殊糖脂成分，能抑制癌細胞生長，故常食甘薯能防癌抗癌。

2. 洋蔥：性熱

洋蔥含有碳水化合物、蛋白質、纖維素、胡蘿蔔素、維生素A和維生素C、維生素B群及有益人體的微量元素。

洋蔥有開胃消食、化濕祛痰、興奮神經之功效。洋蔥含有前列腺素，有舒張血管、降低血壓之功效。

洋蔥中含有硒，硒是一種抗氧化劑，能抗癌，故洋蔥具有抗癌作用。常食洋蔥還具有殺菌作用。

糖尿病患者常食洋蔥有療效，因洋蔥所含的硫化物有助於控制血糖，增加胰島素分泌。洋蔥中所含的鉻還可提高血糖耐受性。硫化物還能降血脂、降血壓，防止動脈硬化、激活纖維蛋白的活性成分，有效防止血栓、減少心血管疾病的發生。

3. 韭菜：又名「起陽草」，性熱

韭菜含有豐富的碳水化合物、蛋白質、脂肪、維生素A、維生素B群、維生素C及有益人體的微量元素鈣、磷、鐵、鉀等。

韭菜含有辛辣芳香物質和抗菌物質，具有降血脂和殺菌作用。陽氣缺乏，寒性體質者適宜食用韭菜，而陰虛火熱者不宜食用。韭菜有溫腎助陽之功，成年男子常食，對陽痿、遺精有療效。

常食韭菜能防癌抗癌，因韭菜含有一種酶能激活巨噬細胞，吞噬異變細胞，故能防止癌症發生。

4. 大蒜頭：又名「蒜頭」，性熱

大蒜頭含有碳水化合物、蛋白質，豐富的維生素及有益人體的微量元素。

大蒜頭對葡萄球菌、痢疾桿菌、大腸桿菌、霉菌有

較強的殺滅作用。同時大蒜頭具有解毒、消積行滯之功效。常食大蒜頭能預防感冒，能降低或去除致癌物質在體內的活性，促使癌細胞死亡。同時大蒜頭能促進淋巴細胞、巨噬細胞增生，促使淋巴細胞分泌干擾素，增強人體免疫功能。

　　大蒜頭因含硒和硫磺化合物，故可減少血中膽固醇，增加高密度脂蛋白含量，舒張血管，抗血小板凝集，防止血栓形成。

　　胃病患者忌食大蒜頭，視力差者忌食。

5. 蔥：又名「青蔥」，性溫

　　蔥營養豐富，含有碳水化合物、蛋白質、脂肪、胡蘿蔔素、維生素 A 源、維生素 B_1、維生素 B_2、維生素 C，同時含有人體所需的微量元素鈣、磷、鐵、鎂、硒。

　　蔥有散寒、殺菌之功效。胃寒者及食欲不振者食蔥有療效。常食蔥能防止人體細胞老化，因為蔥中含有大量微量元素硒。蔥有殺菌作用，可抑制亞硝酸鹽的生成，從而防止癌症發生。常食蔥能降血脂，降低膽固醇，防止動脈粥樣硬化。

6. 辣椒：又名「朝天椒」，性熱

　　辣椒含有豐富的碳水化合物、蛋白質、維生素 A、維生素 B、維生素 C、纖維素及有益人體的微量元素。

常食辣椒能抗癌。同時辣椒能增進食欲，健脾開胃，胃寒者食用有療效。

辣椒含有辣椒素，能促進心臟血液循環、新陳代謝和溶解血栓。

凡陰虛火心旺即熱性體質者忌食。

7. 南瓜：性溫

南瓜富含碳水化合物、脂肪、纖維素、胡蘿蔔素、維生素B群、維生素C及有益人體的微量元素。

南瓜有補中益氣、消炎止痛之功效。南瓜含有豐富的胡蘿蔔素，能消除亞硝酸胺的突變作用，制止癌細胞出現。南瓜有降血壓之功效，高血壓患者常食有療效。

南瓜還含有果膠，能減緩腸道對糖和脂質的吸收。同時含有微量元素鈷，而鈷是合成胰島素所必需的微量元素，所以糖尿病患者常食南瓜有療效。

8. 扁豆：性溫

扁豆含有碳水化合物、豐富的蛋白質、脂肪、維生素A、維生素B群和維生素C及有益人體的微量元素鈣、磷、鐵等。

扁豆有健脾化濕、抗毒解毒之功效。常食扁豆能增強人體免疫功能，防癌抗癌。扁豆適合糖尿病患者食用，原因是扁豆所含的澱粉酶成分能降低血糖。

第三章 蔬菜、水果及動物性食品的屬性與功用

9. 芥菜：又名「彌陀芥菜」，性熱

芥菜含有碳水化合物、蛋白質、纖維素、胡蘿蔔素和豐富的維生素 C 及有益人體的微量元素鈣、磷、鐵等。

常食芥菜有健脾、利氣、止血、開胃、散寒、殺菌之功效。

芥菜適合各種內出血患者食用，有療效。

10. 芫荽：又名「香菜」，性溫

芫荽含有碳水化合物、蛋白質、纖維素、維生素 A 和豐富的維生素 C 及有益人體的微量元素。

常食芫荽能健胃消食。

芫荽因其色佳、味香、去腥，故常用作烹調佐料。

11. 雪裡蕻：又名「雪菜」，性溫

雪裡蕻是含鈣量很高的蔬菜。它含有碳水化合物、纖維素、維生素 A、維生素 B 群、維生素 C 及有益人體的微量元素。

雪裡蕻常做成醃菜食用，有開胃、利氣之功效。

12. 刀豆：又名「四季豆」，性溫

刀豆含有碳水化合物、蛋白質、脂肪、纖維素、維生素 A、維生素 B 群、維生素 C 及有益人體的微量元素鈣、磷、鐵等。

刀豆具有濕補作用，脾胃虛弱者宜常食。同時常食刀豆能補陽益腎。

二、水果

水果是人類健康的長壽果。為了健康，人們必須每天吃水果。水果含有蛋白質、脂肪及豐富的碳水化合物、維生素、纖維素和礦物質。

當人體開始短缺礦物質的時候，疾病開始降臨。而當人們每天攝入適量水果，就能避免這個危險。水果富含礦物質，而這些礦物質在人體中雖然是微乎其微的微量元素，但人體缺少它們就不行，容易患病，因此水果是人們補充微量元素的最佳來源。同時，水果因富含纖維素、果膠、有機酸，故能幫助消化，促進腸道蠕動，減少便秘，有效預防腫瘤。

美國專家最新研究指出：「每天吃水果，其增強骨密度的效果比牛奶好。」

英國專家最新研究指出：「食物中大量的酸性物質是降低人類骨質強度的重要原因。」而水果是鹼性的，多吃水果能中和酸性物質，同時能保持人體酸鹼平衡。人類只有水果是直接進食的純天然食物，它的維生素C利用率較高，它所含有的植物化合物具有超強抗氧化作用，能提高人體免疫功能，增強體質，延緩衰老。

水果雖好，但切記一次不可多吃，多吃水果即一次性食用水果過量將有害人體，產生如下副作用：胃腸不適，引起腹瀉，腹脹噯氣，難以消化，引發噁心、嘔吐，胃酸逆流。因此任何水果都不宜一次食用過量，而需要適量，且每天食用才有益人體。那麼每天究竟食用多少為好？專家介紹為兩個蘋果的量，最多不超過三個蘋果的量。食用水果的最佳方法是去皮，這是為了防止殘留農藥意外對人體造成傷害。前面說過，美國僅一個加州一年使用農藥的劑量是全中國一年的 20 倍，相當可怕。這超過 20 倍的農藥劑量當然包括水果所使用的藥劑。吃水果碰到不能削皮的水果怎麼辦？那也只有花時間先清洗幾遍，使藥劑得到水解，最後用活水沖洗幾分鐘，以求最大程度地清洗殘留的藥劑。

（一）寒性水果

1. 蘋果：性涼

蘋果含有碳水化合物、蛋白質、脂肪、纖維素、胡蘿蔔素、維生素 A、維生素 B 群、維生素 C 及有益人體的微量元素鈣、鐵、磷、鉀、鈉、鎂、鋅等。

蘋果營養豐富，其所含類黃酮抗氧化物能防癌抗癌。腸胃不適者，常食蘋果有顯著療效。水果中只有蘋果具有雙重調理腸胃的功效：腹瀉時，吃蘋果能止瀉，因為蘋果中的有機酸具有收斂作用；便秘患者吃蘋果會促進腸蠕動，幫助排泄，那是因為果膠和纖維素的作用。

孕婦宜食蘋果，所含鈣質等其它微量元素有助於胎兒正常發育。

2. 梨：性寒

梨富含碳水化合物、蛋白質、纖維素、維生素 B 群、維生素 C 及有益人體的微量元素鈣、鐵、磷、鉀、鈉、鎂、鋅等。

梨的最大功用是潤肺止咳、清熱消痰。常吃梨能清熱降火，潤喉消炎，助消化，增食欲。梨因富含碳水化合物，故常食有益肝臟。同時富含果膠，便秘患者常食，療效顯著。梨含有鉀離子，常食能降血壓，增加心肌活力，有益心臟。

切忌一次性過量食梨，否則會損傷脾胃，引發腹瀉。

3. 香蕉：性寒

香蕉富含碳水化合物、蛋白質、脂肪、纖維素、維生素 A、維生素 B 群、維生素 C 及有益人體的微量元素鈣、鐵、磷、鉀、鈉、鎂、鋅等。

香蕉含鉀量極高，在水果中排名第二。常食香蕉能增強心肌活力，防止心臟病。胃潰瘍患者常食香蕉療效顯著。香蕉的最大功用是清熱解毒、潤腸通便，便秘患者常食香蕉有療效。香蕉含鎂量較高，常食能防癌抗癌。

4. 李子：性涼

李子含有碳水化合物、蛋白質、脂肪、纖維素、胡

蘿蔔素、維生素 A、維生素 B 群、維生素 C 及有益人體的微量元素鈣、鐵、磷、鉀、鈉、鎂、鋅等。

李子具有清熱利水、消食活血之功效。常食李子有助於腸胃消化酶的分泌，故能促進腸道蠕動，幫助消化。

美國專家對李子的研究得出結論，李子因富含山梨糖醇，故能緩瀉。而常食李子亦能生津止渴、清肝滌熱，對治療肝炎有療效。

李子每次不能多食過量，以免損傷脾胃。

5. 橘子：性寒

橘子含有碳水化合物、蛋白質、脂肪、纖維素、維生素 A、維生素 B 群、維生素 C 及有益人體的微量元素鈣、鐵、磷、鉀、鈉、鎂、鋅等。

橘子具有開胃理氣、清熱潤肺、化痰止咳之功效。常食橘子能治療慢性支氣管炎，降血脂，抗動脈粥樣硬化，防止心臟病及高血壓。同時適合癌症患者食用。

橘子富含維生素 A，故常食能保護視力，增強體質，提高免疫力。

6. 橙子：性涼

橙子含有碳水化合物、蛋白質、脂肪、纖維素、胡蘿蔔素、維生素 A、維生素 B 群、維生素 C 及有益人體的微量元素鈣、鐵、磷、鉀、鈉、鎂、鋅等。

常食橙子能幫助腸胃消化脂肪，增進食欲。清熱解毒，改善便秘。同時能軟化血管，促進血液循環，降低血脂、降低膽固醇，防止心血管疾病。常食橙子還能有效提高身體的抗菌能力，消除自由基，預防各種癌症發生。

7. 柚子：性寒

柚子含有碳水化合物、蛋白質、脂肪、纖維素、維生素B_2和豐富的維生素C及有益人體的微量元素鈣、鐵、磷、鉀、鈉、鎂、鋅等。

熱性體質者常食柚子，有助於人體的陰陽平衡，柚子具有清火化痰、消食之功效。常食柚子能預防心腦血管疾病，原因是柚子所含果膠能降低低密度脂蛋白膽固醇，可減少動脈壁的損壞程度。同時柚子還含有特殊類似胰島素的成分，能降低血糖，適合糖尿病患者食用。

因柚子富含維生素C，故具有較強的抗氧化功能，能提升肌體免疫力，防癌抗癌。

8. 柿子：性寒

柿子富含碳水化合物、蛋白質、脂肪、纖維素，維生素A含量高，同時含有維生素B群，豐富的維生素C及有益人體的微量元素鈣、鐵、磷、鉀、鈉、鎂、鋅等。

柿子具有清熱潤肺、降血壓之功效。常食柿子能治療便秘和痔瘡出血。柿子因含碘量高，故適合甲狀腺病

人食用。柿子的維生素 A 含量高，能保護視力。柿子的維生素 C 含量也高，能防感冒。因其含有豐富的纖維素和礦物質，故能預防動脈粥樣硬化。

柿子因甜度高，故不適合糖尿病患者食用。人體空腹忌食柿子，因柿子所含單寧能與胃酸及酸性食物凝結成不易溶解的「柿石」，導致腹脹腹痛。

9. 甜瓜：性寒

甜瓜含有碳水化合物、蛋白質、脂肪、纖維素、胡蘿蔔素，維生素 A 含量高，維生素 B 群含量豐富，並含有維生素 C 及有益人體的微量元素鈣、鐵、磷、鉀、鈉、鎂、鋅等。

甜瓜能清暑解熱，凡夏季中暑、口渴煩熱或口鼻生瘡者常食有明顯療效。甜瓜富含維生素 A，能保護視力，防止夜盲症。甜瓜含鉀量也高，適合高血壓患者食用。常食甜瓜能維護神經系統功能，肝病患者常食也有療效。常食甜瓜有助於人體新陳代謝，增強體質。

糖尿病患者和寒性體質者不宜食用。

10. 草莓：性涼

草莓含有碳水化合物、蛋白質、脂肪、纖維素、維生素 A、維生素 B 群和豐富的維生素 C 及有益人體的微量元素鈣、鐵、磷、鉀、鈉、鎂、鋅等。

草莓具有生津健脾、養血補血、護膚養顏、潤肺止咳之功效。常食草莓能提高肌體抗氧化能力。草莓所含的鞣酸物質能保護細胞，清除致癌物，達到防癌抗癌作用。

常食草莓能改善高血壓，降低膽固醇，防止動脈硬化、冠心病、腦溢血等疾病。草莓所含豐富的維生素 C，能提高人體免疫力。常食草莓能保護皮膚，功效顯著。痛風病患者常食草莓有療效。

草莓含鉀量高，腎功能異常者切忌多食。

11. 獼猴桃：又名「奇異果」，性寒

獼猴桃含有碳水化合物、蛋白質、脂肪、纖維素、維生素 A、維生素 B 群和豐富的維生素 C 及有益人體的微量元素鈣、鐵、磷、鉀、鈉、鎂、鋅等。

獼猴桃具有清熱生津、防癌抗癌之功效。在所有水果中，獼猴桃的營養成分最豐富、最全面，氨基酸含量多達 10 種以上，維生素 C 的含量在水果中排名第一，而且容易被人體吸收。常食獼猴桃能提高肌體抗感染能力，使創傷快速愈合。同時能改善脂肪和膽固醇的代謝，防止動脈粥樣硬化，預防心血管疾病。

常食獼猴桃能促進蛋白質的消化，阻止蛋白質凝固。獼猴桃含鉀量高，與香蕉相當。常食獼猴桃能防止高血壓，但腎功能異常者不宜食用。糖尿病患者常食獼猴桃

有顯著療效。

獼猴桃最大的功用是具有超強抗氧化功能，清除人體自由基，能預防各種癌症。

12. 甘蔗：性涼

甘蔗含有碳水化合物和維生素 B 群及微量的維生素 C。

甘蔗有清熱解毒、生津止渴、潤肺清痰之功效，常吃能治咽喉腫痛、肺熱咳嗽等疾病。

美國專家研究發現甘蔗含有乙醇酸物質，具有護膚美容效果，常食甘蔗能使肌膚更加光澤亮麗。

13. 西瓜：性寒

西瓜含有碳水化合物、蛋白質、纖維素，維生素 A 含量高，富含維生素 B 群和維生素 C 及有益人體的微量元素鈣、鐵、磷、鉀、鈉、鎂、鋅等。

西瓜具有生津止渴、解暑清熱、清肺利水之功效。常食西瓜對腎病患者有療效，發高燒者宜食，有利於體內熱毒隨小便排除。常食西瓜能降低血壓，同時心血管病患者常食西瓜亦有療效。熱性體質者及口舌生瘡、咽喉腫痛者常食西瓜有療效。

14. 枇杷：性寒

枇杷含有碳水化合物、蛋白質、纖維素、胡蘿蔔素，維生素 A 含量高，維生素 B 群含量豐富，維生素 C 含量

略低，有益人體的微量元素含量頗豐，如鈣、鐵、磷、鉀、鈉、鎂、鋅等。

枇杷能清肺、止咳、和胃、助消化。常食枇杷能預防感冒，止咳祛痰，亦能預防癌症。

15. 椰子：性涼

椰子含有碳水化合物、蛋白質、脂肪、纖維素，維生素 C 含量較低，並含有有益人體的微量元素鈣、磷、鉀、鈉、鎂等。

椰子具有生津利尿、消暑降火、益氣補脾胃之功效。常食椰子能增強體質，提高人體免疫力。同時常喝椰子汁對充血性心力衰竭患者有療效。

16. 楊桃：性涼

楊桃含有碳水化合物、蛋白質、脂肪、纖維素、維生素 A、維生素 B 群和維生素 C 及有益人體的微量元素鈣、鐵、磷、鉀、鈉、鎂、鋅等。

楊桃具有清熱利尿、生津止咳之功效。常食楊桃可潤肺止咳，對咽喉疼痛、口腔潰瘍有療效。常喝楊桃汁有潤喉爽聲之功效。糖尿病患者常食有療效。腎病患者忌食。

17. 葡萄柚：又名「西柚」，性涼

葡萄柚含有碳水化合物、蛋白質、脂肪、纖維素、

維生素 A、維生素 B 群和維生素 C 及有益人體的微量元素鈣、鐵、磷、鉀、鈉、鎂、鋅等。

葡萄柚有白肉和紅肉兩種，營養價值極高。美國專家研究指出，常食葡萄柚對醫治心腦血管病患者有顯著療效。葡萄柚所含肌醇能軟化血管，防止中風。同時葡萄柚具有很強的抗氧化功能，幫助人體清除過多自由基，提高肌體免疫力，增強體質。

18. 桑椹：又名「桑果」，性寒

桑椹含有碳水化合物、蛋白質、脂肪、維生素 A、維生素 B 群，維生素 C 含量較高，並含有有益人體的微量元素鈣、鐵、磷、鉀、鈉、鎂等。

桑椹具有益肝、補血、強腎之功效。氣血虧虛者常食桑椹有療效，原因是在水果中，桑椹含鐵量位居第一。常食桑椹能滋陰明目，安神烏髮，同時能幫助消化，增進食欲。常食桑椹能提高人體免疫功能，起到防癌抗癌作用。

（二）平性水果

1. 菠蘿：又名「鳳梨」，性平

菠蘿富含碳水化合物、蛋白質、脂肪、纖維素、維生素 A、維生素 B 群、維生素 C 及有益人體的微量元素鈣、鐵、磷、鉀、鈉等。

菠蘿含有豐富的維生素 B 群，常食菠蘿能促進人體代謝功能，強壯身體。常食菠蘿能保護視網膜，改善高血壓，降低血液黏度，防止血栓形成，保護心血管系統。

菠蘿含有一種菠蘿朊酶，食後能分解蛋白質、幫助消化、保護腸胃。但是菠蘿朊酶有毒，有些人食用菠蘿後會產生過敏症狀，如頭昏、腹痛、嘔吐、周身發癢等。因此食用菠蘿先用鹽水浸洗一下，能分解毒性，而且口感更甜。

菠蘿忌空腹食用。

2. 檸檬：性平

檸檬含有碳水化合物、蛋白質、脂肪、纖維素、維生素 B 群、維生素 C 及有益人體的微量元素鈣、鐵、磷、鉀、鈉、鎂、鋅等。

檸檬有生津止渴、幫助消化之功效。常食檸檬能護膚養顏，延緩衰老。常喝檸檬汁水能有效防止腎結石。痛風病患者常食檸檬有療效。

檸檬汁擁有強力殺菌功效。生吃海鮮時，只要淋上一些檸檬汁，不但能殺滅細菌，還能增香開胃促進食欲。

3. 葡萄：性平

葡萄富含碳水化合物、蛋白質、脂肪、纖維素、維生素 B 群和維生素 C 及有益人體的微量元素鈣、鐵、磷、

第三章 蔬菜、水果及動物性食品的屬性與功用

鉀、鈉、鎂、鋅等。

葡萄有補氣血、強筋骨、健脾開胃之功效。常食葡萄，其類黃酮物質對心臟有益，同時能降低膽固醇，防止動脈血管硬化。常食葡萄對肝病患者有益；對神經衰弱、記憶力減退有幫助；對肺虛咳嗽、筋骨風濕痛者有療效；同時葡萄中的鞣酸成分能清除致癌物，防癌抗癌。

4. 橄欖：性平

橄欖含有碳水化合物、蛋白質，脂肪略高，含有纖維素，維生素 A 含量豐富，並含有維生素 B 群、維生素 C 及有益人體的微量元素鈣、鐵、磷、鉀、鈉、鎂等。

橄欖的鈣含量極高，磷含量也相當豐富。常食橄欖能增智補腦，強壯骨骼。

橄欖具有清熱、潤肺、生津、解毒之功效。常食橄欖還能助消化，增進食欲。

5. 木瓜：性平

木瓜含有碳水化合物、蛋白質、纖維素、維生素 A、維生素 B 群和豐富的維生素 C 及有益人體的微量元素鈣、鐵、磷、鉀、鈉、鎂、鋅等。

木瓜具有清熱解毒、和胃潤腸、利尿通便之功效。常食木瓜對慢性萎縮性胃炎患者有療效。同時木瓜含有生物酶，能促進分解消化蛋白質，幫助人體吸收。

養生之道

　　木瓜因富含維生素 C，故常食能增強體質，提高肌體免疫力，抗癌防癌。

6. 無花果：性平

　　無花果含有碳水化合物、蛋白質、脂肪、維生素 B 群、維生素 D、維生素 C 及有益人體的微量元素鈣、鐵、磷、鉀、鈉、鎂、鋅、硒等。

　　無花果有健脾養胃、益氣消食之功效。常食能清熱解毒，消腫痛，同時能降血壓、降血脂，防止動脈粥樣硬化。常食無花果對痔瘡患者有療效。

　　無花果營養豐富全面，是富硒果品，常食能提高細胞活力，增強肌體免疫功能，促進淋巴細胞產生抗體，防癌抗癌，延緩衰老。

7. 梅子：性平

　　梅子含有碳水化合物、蛋白質、脂肪、纖維素、維生素 A、維生素 B 群、維生素 C 及有益人體的微量元素鈣、鐵、磷、鉀、鈉、鎂等。

　　梅子具有生津止渴、止瀉之功效。梅子因含有豐富的有機酸，故能提高肝臟機能，肝病患者宜食。同時梅子具有極強的殺菌解毒功效。常食梅子能中和酸性體質，使其回復為弱鹼性，保持人體酸鹼平衡，有益健康。

　　梅子忌多食，一次性食過量會傷胃，生火助熱。

（三）熱性水果

1. 櫻桃：性熱

櫻桃富含碳水化合物、蛋白質、脂肪、纖維素、維生素 A、維生素 B 群、維生素 C 及有益人體的微量元素鈣、鐵、磷、鉀、鈉、鎂等。

櫻桃具有益氣養胃、健脾強腎、養血補肝之功效。櫻桃含鉀量高，能維護心肌，促進血液循環，保護心臟健康。常食櫻桃能保持人體酸鹼平衡，同時還具有護髮作用。常食櫻桃能促進血紅蛋白再生。同時新鮮櫻桃含有鞣酸，能保護細胞，起到防癌抗癌作用。

櫻桃性熱，熱性體質者忌食。

2. 榴槤：性熱

榴槤含有碳水化合物、蛋白質、纖維素、維生素 A，維生素 B 群含量高，並含有豐富的維生素 C 及有益人體的微量元素鈣、鐵、磷、鉀、鈉、鎂、鋅等。

榴槤奇臭難聞，但味甜，營養價值極高，具有養身補血、壯陽健骨之功效。常食榴槤能溫體活血，適宜寒性體質者食用。

3. 棗子：性溫

棗子富含碳水化合物、蛋白質、脂肪、纖維素，維生素 B 群含量高，並含有維生素 C、維生素 E 及有益人

♦ 養生之道

體的微量元素鈣、鐵、磷、鉀、鈉、鎂、鋅等。

棗子含微量元素種類多、含量高，對人體極其有益。同時氨基酸含量也豐富，故常食能增強體質，提高肌體免疫功能。紅棗的最大功效是益氣補血、潤脾和胃。常食棗子還能預防貧血頭暈、白血球減少，能預防高血壓。因棗子具有抗氧化作用，故能防癌抗癌。

棗子一次性不宜多食，過量食用易生熱助火。

4. 龍眼：又名「桂圓」，性熱

龍眼含有豐富的碳水化合物、蛋白質、纖維素、維生素B群，維生素C含量較高，並含有有益人體的微量元素鈣、鐵、磷、鉀、鈉、鎂、鋅等。

龍眼有補益心脾、養血安神之功效。常食龍眼能延緩衰老，延年益壽。用腦過多者常食龍眼有滋補作用。婦女常食龍眼有補血強身之功效。

龍眼性熱，過多食用易生熱助火。

5. 荔枝：性溫

荔枝含有碳水化合物、蛋白質、脂肪、維生素A、維生素B群、維生素C及有益人體的微量元素鈣、鐵、磷、鉀、鈉、鎂、鋅等。

荔枝有益氣補血、生津止渴之功效。常食荔枝能益脾補肝，強腎固精，同時能滋潤肌膚。凡氣血不足，睡

眠不足，常食有療效。糖尿病患者可食荔枝，因其有降血糖之功效。

空腹忌食荔枝，多食中毒會產生低血糖昏厥，切記每吃少食。多食易口腔潰瘍，內熱生火。

6. 山楂：性溫

山楂含有碳水化合物、蛋白質、纖維素、維生素A、維生素C及有益人體的微量元素鈣、鐵、磷、鉀、鈉、鎂、鋅等。

山楂有消食開胃、活血化淤之功效。山楂富含類黃酮化合物，故常吃山楂能預防高血壓、高脂血症，對預防心腦血管疾病有療效，同時也能防癌抗癌。山楂具有很強的抗菌作用，常食能預防腸道感染。

山楂含鈣量極高，常食能增強骨質，有助於人體保持酸鹼平衡。

山楂是高鈣果品，但切忌一次性多食，以免傷身。

7. 楊梅：性溫

楊梅含有碳水化合物、蛋白質、維生素B群、維生素C及有益人體的微量元素鈣、鐵、磷、鉀、鈉、鎂、鋅等。

楊梅的最大功效是能治急性胃腸炎，效果奇佳，因其酸性有收斂作用，常食楊梅能降血脂，同時能防癌抗癌。

8. 石榴：性溫

石榴含有碳水化合物、蛋白質、維生素 A、維生素 B 群、維生素 C 及有益人體的微量元素鈣、鐵、磷、鉀、鈉、鎂等。

石榴能生津止渴、止瀉。常食石榴能抗感冒、止咳、增強人體免疫功能。

石榴性溫，不宜多食。

9. 金橘：性溫

金橘含有碳水化合物、蛋白質、纖維素，維生素 A 含量高，同時含有維生素 B 群和維生素 C 及有益人體的微量元素鈣、鐵、磷、鉀、鈉、鎂、鋅等。

金橘是維生素 A 的優質來源。

金橘具有化痰止咳、理氣健脾、幫助消化之功效。常食金橘能保護視力，同時能增強皮膚彈性，預防高血壓、血管硬化，減少中風所造成的神經傷害。

常食金橘還能防感冒，增強肌體免疫功能。

10. 桃子：性溫

桃子含有碳水化合物、蛋白質、脂肪、纖維素、維生素 A、維生素 B 群和維生素 C 及有益人體的微量元素鈣、鐵、磷、鉀、鈉、鎂、鋅等。

桃子有生津、潤腸、活血之功效。桃子性溫，適合

寒性體質者食用。因含有較多有機酸和纖維素，故有助於腸胃蠕動，促進消化。常食桃子能養顏護膚。同時桃子適合肝病患者食用，因能提高肝臟膠原酶活性。

桃子一次性過量食用，易內熱生火。

三、動物性食品

（一）牛肉：性溫

牛肉含有蛋白質、脂肪、維生素 A、維生素 B 群、維生素 D 及有益人體的微量元素鈣、鐵、磷等。

牛肉能補氣，功同黃耆。常食能補血，益脾胃，壯筋骨。

牛肉為滋補強身之佳品，營養價值較高，但熱性體質者不宜多食。其蛋白質含有人體所必需的氨基酸，故適宜體虛者和強體力支出者食用。

牛肉膽固醇含量較高，高血脂患者不宜多食。

（二）羊肉：性熱

羊肉含有豐富的蛋白質，脂肪含量低，同時含有維生素 B1，維生素 B2 及有益人體的微量元素鈣、鐵、磷。

羊肉能補血，功同熟地黃。常食能補氣，強腎壯骨，適合貧血患者、形體消瘦者食用。

羊肉營養豐富，為補陽佳品，適合寒性體質、腎陽虛所致陽痿患者食用，效果顯著。熱性體質者忌食羊肉。

（三）雞肉：性溫

雞肉含有蛋白質、脂肪、維生素 A、維生素 B 群、維生素 D、維生素 E 及有益人體的微量元素鈣、鐵、磷、鉀、鈉等。

雞肉有補虛益氣、溫脾胃之功效。雞肉營養豐富，其蛋白質含量超過豬、牛、羊、魚，屬高蛋白、低脂肪食品。常食雞肉能補精添髓，活血調經，豐乳汁。病後虛弱者食之能恢復元氣，強健體質，消除所有虛勞之症。

（四）豬肉：性平

豬肉含有蛋白質、脂肪、維生素 B 群及有益人體的微量元素鈣、鐵、磷、鋅等。

豬肉有滋陰潤燥、益氣、生津液、護肌膚之功效。豬肉的蛋白質含量低，脂肪、膽固醇含量較高。常食豬肉有益人體健康，原因是豬肉脂肪可維護蛋白質的正常代謝，同時能幫助溶解維生素 A、D、E、K，促進人體吸收。豬肉的維生素 B 含量高於其它肉類。豬肉所含卵磷脂為人體所必需，能促進脂肪代謝，提升大腦細胞活性，增強記憶力。故常食瘦豬肉能營養肌體。

對於肥豬肉，人們應盡量少食，原因是肥豬肉所含

的是飽和脂肪酸，而飽和脂肪酸會使人體血液中膽固醇含量增高，當膽固醇增高後，會誘發人體動脈硬化、冠心病、腸癌等一系列疾病。

（五）鴨肉：性寒

鴨肉含有蛋白質、脂肪、維生素 A，維生素 B 群含量頗豐，並含有有益人體的微量元素鈣、鐵、磷、鋅等。

鴨肉有滋五臟之陰、清虛勞之熱、利水消腫之功效。常食鴨肉能滋陰養胃、清肺補虛消熱毒。

凡熱性體質，體虛有熱，陰虛火旺者常食鴨肉能獲取人體陰陽平衡，有益健康。

（六）兔肉：性涼

兔肉含有優質蛋白質，極低脂肪，並含有維生素 B 群及有益人體的微量元素鈣、鐵、磷等。

兔肉具有補中益氣、涼血解毒之功效。常食兔肉能養顏護膚，使皮膚細膩而富有彈性。

兔肉因脂肪含量低，故膽固醇含量也低，因此非常適合高脂血症患者食用。高血壓及糖尿病患者食用兔肉有益健康。

兔肉因含有豐富的卵磷脂，故具有抑制血小板凝集之功用，能保護血管壁，防止血栓形成。同時卵磷脂具有補腦增強記憶之功效，有助於人體延緩衰老。

（七）魚肉

魚是人類所需優質蛋白質的最佳來源之一。魚肉富含蛋白質、脂肪、維生素 A、維生素 B 群及有益人體的微量元素鈣、鐵、磷、鉀、鋅、碘、硒等。

魚肉是典型的高蛋白、優質脂肪、低熱量、低膽固醇食品。人們長期食用，對身體健康極為有益。

魚肉所含蛋白質的質量高於豬、牛、羊。所含氨基酸種類超過 20 種以上，並具包括 8 種必需氨基酸。魚肉最大的特點是：當人體攝入後，易消化，易吸收。同時魚肉也是最佳的健腦食品，原因是魚肉所含的脂肪酸是不飽和脂肪酸，而不飽和脂肪酸能夠調節血液的狀態，使之不易形成凝塊，進而防止大腦血管阻塞。經常食魚還具有降血脂之功效。因此每天食魚不但營養豐富，還能降低或減少心血管疾病的發病率。

魚肉雖好，但也決不能每天暴食。從人體酸鹼平衡的角度來看，魚肉是酸性物質，食用也應適量而止。

（八）鱉：又名「甲魚」、「團魚」

鱉含有碳水化合物、脂肪、優質蛋白質、維生素 A、維生素 D、維生素 E，含有豐富的維生素 B 群及有益人體的微量元素鈣、鐵、磷、碘。

鱉是水產中的珍品，也是滋補人體的極品。它是高

第三章 蔬菜、水果及動物性食品的屬性與功用

蛋白、低脂肪的動物性食品中唯一具有抗癌功效的食品，其妙無窮。現代醫學研究證實，鱉甲及裙邊含有豐富的動物膠質，能預防肺癌、肝癌、胃癌等，能抑制腫瘤細胞生長，消腫塊，增強癌症患者的肌體抵抗力。同時適用於癌症患者因放療和化療後所引起的白細胞減少症。故常食甲魚能抑制結締組織增生，提高血漿蛋白水平，強化人體免疫功能。

中醫學認為，鱉具有滋陰涼血、益氣補虛、強腎健骨之功效。

鱉分公母，功效略有不同。母鱉尾短，長至裙邊齊，肉身豐富，裙邊厚，用來燉湯，滋腎潤肺，適應陰虛、肺病患者、肝硬化及肝脾腫大者食用。公鱉體薄尾長，超出裙邊1公分以上，用來清蒸食用，適宜體弱腎虛者、腎精不足者及陽痿不舉者食用。經常食用，不但能補精強腎，還能有效促進腎細胞再生和修復，延緩衰老。

甲魚燉湯，營養價值極高，適合糖尿病患者及高血壓患者食用。高甘油三脂血症患者常食亦有療效，原因是甲魚脂肪所含不飽和脂肪酸居多，能降低膽固醇，防止心血管疾病。同時因甲魚含鈣量豐富，故常食能壯骨，能使骨骼變得更堅韌。需要注意的是，食用甲魚後要多曬太陽，增加維生素D，以幫助鈣的吸收，保持骨骼健康。

曾有老中醫教導，食用甲魚要珍惜最後一塊甲背，

養生之道

甲骨中含藏大量真精骨髓，務必扳開斷碎，充分吮吸甲中精華，它不但能增強人體肌肉彈性，還能使人精力充沛而不易疲勞。

甲魚，無愧水產中珍品，真正做到了粉身碎骨益人生。

第四章
養生與茶、酒、乳製品、豆製品

第四章　養生與茶、酒、乳製品、豆製品

一、養生與茶

茶中至尊——綠茶，色香味俱全，情趣無窮。我一直到生了病以後，才真切感受到養生與茶的關係密不可分。

我終於發現，在這個世界上，任何飲料都可以不喝，但是茶一定要喝。只有茶是純天然的，沒有添加劑，沒有防腐劑，也無人工色素。茶的最大功用是鹼性的，有助於人體中和酸性物質，保持人體酸鹼平衡。茶所帶給人類的身體健康無法估量。我年輕的時候就試著喝綠茶，無奈每次喝完茶，晚上都無法入睡，結果停罷。直到生病後，醫生建議多喝綠茶，才又重新泡起綠茶，由淡到濃，從興奮無法入睡到堅持喝茶適應為止，三個星期後終於習慣每天喝茶，睡眠不受影響。四年如一日，從病患者到健康者，應歸功於綠茶。沒有經過發酵的綠茶，營養成分保留得相當完整而豐富，十分有益健康。

綠茶，性涼，含有蛋白質和豐富的氨基酸、碳水化合物、維生素 A、維生素 B 群，維生素 C 含量高及脂肪、咖啡鹼、有機酸、茶多酚和有益人體的礦物質鈣、鐵、磷、鋅、硒、鎂、硫、錳、銅、氟、碘、鉀、鈉等。

中國古代神農氏研究草藥，每天嘗百種以上，經常

▌養生之道

中毒,而他總以茶解毒。因此,茶被稱為「萬病之藥」。除了能補充人體營養外,還有助於人體防病治病。因此為了健康,人們一定要喝茶。

茶是鹼性的,每天喝茶能營養皮膚,能把血液中的酸性物質排出體外,使血液呈弱鹼性,有助於人體保持酸鹼平衡。同時會增多血液的紅血球,防治貧血,促使血液再生。當人體血液呈酸性時,會導致皮膚新陳代謝受阻,皮膚會變得粗糙。當人體血液呈弱鹼性時,皮膚會變得光澤而亮麗,故每天喝茶能使皮膚健康。

每天喝茶能防止心血管疾病。綠茶中含有茶丹寧,茶丹寧可以增強微血管的韌性,使血管不易破裂。同時,茶丹寧能降低血液中的膽固醇,降低血脂,抑制動脈粥樣硬化,防止心血管疾病,預防腦中風。通常中風是因為人體內產生過氧化脂質,使血管壁失去彈性,同時因血小板凝集在血管內形成血栓。而茶丹寧卻能抑制過氧化脂質的生成,也能抑制血小板凝集,從而預防腦中風。

每天喝茶有助於減肥。茶含熱量低,營養豐富,含多種礦物質。同時茶含有咖啡鹼,能促使胃液大量分泌,幫助分解消除脂肪。同時,喝茶能激發腸道蠕動力,防止便秘。

喝茶能抗癌。在人們每天的飲食中,亞硝酸鹽和胺廣泛存在。當二者在適當的溫度和酸度下,非常容易生

第四章　養生與茶、酒、乳製品、豆製品

成致癌物質亞硝胺。而綠茶中含有豐富的茶多酚能阻斷致癌物質亞硝胺的形成，故能防止消化道腫瘤產生。美國癌症防治協會研究指出，茶中所含兒茶素和植物性化合元素能修復自由基對 DNA 細胞的傷害，可以預防癌症。所以我們每天要喝茶，以抗癌。

每天喝茶能保護視力和預防齲齒。綠茶中含有豐富的維生素 A，能保護眼睛，幫助恢復視力。同時綠茶含氟量高，又屬鹼性，故能保護牙齒，清除酸性分泌物，消滅細菌，去除粘附在牙齒上的齒菌斑，防止齲齒。

每天喝茶能振奮精神，消除疲勞。因綠茶所含咖啡因能使中樞神經興奮，促使大腦皮層興奮，故能提神。同時綠茶含有豐富的維生素，能增強體質，消除疲勞。在炎熱的夏天，喝茶還能防止中暑。夏季喝茶能抑制體熱過度散發，同時又能順暢排汗，促進新陳代謝，防暑降溫。

每天喝茶能幫助糖尿病患者恢復健康。綠茶中所含豐富的茶丹寧及特有的植物性化合物能促進體內糖代謝正常，幫助糖尿病患者恢復健康。

每天喝茶能幫助排毒。綠茶中的咖啡鹼能刺激腎臟，促進尿液排泄，將人體的毒性物質排出體外。專家研究指出，喝茶能抗菌抗毒，預防食物中毒。茶丹寧不僅對扼制細菌性痢疾有效，對病毒性痢疾也有效，所以堅持每天喝茶能預防病毒感染。

◣養生之道

　　每天喝茶有助於高血壓患者減輕症狀，原因是茶丹寧具有抑制人體血壓上升的作用。同時，高血壓患者堅持每天喝綠茶還有助於血壓下降。

　　每天喝茶能提高肌體免疫力，延緩衰老。綠茶中的兒茶素和植物性化合物對各種細菌有滅殺作用。同時，兒茶素和植物性化合物具有很強的抗氧化作用，能對抗老化，消除自由基，故能提高人體免疫力，增強體質，延緩衰老。

　　綠茶除了能營養人體外，還能幫助人們修身養性，陶冶情操。當你用紫砂壺泡茶，茶香似有似無，就像深谷幽蘭，散發著宜人清香；當你用瓷杯泡茶，揭蓋而起時，茶香濃郁撲鼻，沁人心脾；當你用玻璃杯泡茶，你就能領略各種茶葉的千姿百態，滿杯的翠綠，通透明亮，令人心曠神怡，萬慮俱消。

二、養生與酒

　　酒中至尊──紅葡萄酒，是從養生的角度來衡定它的。在酒類中，只有葡萄酒是鹼性的，而其它所有的酒都是酸性的。因此常喝紅葡萄酒能中和酸性體質，幫助人體保持酸鹼平衡，回復健康體質弱鹼性。

　　紅葡萄酒是低度酒，但營養價值很高，富含葡萄糖、果糖、氨基酸、維生素 B_1、維生素 B_{12}、維生素 C 及對

人體有益的礦物質鈣、鐵、磷、鉀、鈉、鎂等。紅葡萄皮具有很強的抗氧化作用，採用皮和汁混合發酵製酒，故常喝紅葡萄酒能抗衰老，保護心臟。美國專家研究指出，每日飲 50 至 80 毫升紅葡萄酒，能減少膽固醇，降低甘油三脂，降低低密度脂蛋白膽固醇，升高高密度脂蛋白膽固醇，能軟化血管，保持血管通暢，使血管壁更富彈性，因此能強心、解痙、鬆弛平滑肌、促進血液循環、防止冠心病。同時紅葡萄酒富含各種有機酸，能促進人體新陳代謝，恢復疲勞，幫助睡眠。

三、養生與乳製品

（一）牛奶：性平

牛奶含有碳水化合物、蛋白質、維生素 A、維生素 B 群、維生素 D 及有益人體的礦物質鈣、鐵、鋅、鉀等。

常喝牛奶能強壯身體，潤肺補鈣，營養腸胃。牛奶含鈣量高，是人體鈣的較好來源之一。每 100 毫升牛奶含鈣量達 120 毫克，因含有乳糖及蛋白質，故容易被人體吸收。但也有一部分人因缺乏乳糖酶不能分解乳糖，所以喝了牛奶後會引起腸鳴脹氣，腹部不適，嚴重者導致腹瀉，這些症狀均屬乳糖不耐受者。解決的方法是常喝牛奶，量少，慢慢習慣適應，或者改喝酸奶。

▌養生之道

　　常喝牛奶，因鈣含量高，能抑制膽固醇合成酶的活性，有助於人體減少對膽固醇的吸收。牛奶還能解毒，當人們遇到鉛、銀、汞中毒時，多喝些熱牛奶能減輕症狀。在我們的日常生活中，很難避免食物中所含的各種有毒成分，而喝牛奶能幫助人體排毒。同時牛奶中的脂類物質、乳鐵蛋白等具有抗菌作用，能增強人體免疫力。

　　在一天中什麼時間喝牛奶最佳？記得一位營養學教授說過，臨睡前喝牛奶是一天中最佳時機。因牛奶中所含 L－色氨酸的特殊成分具有鎮定安眠作用，有助於提高睡眠質量。同時，臨睡前的 1 杯奶有助於人體更好地吸收鈣質。因晚上人體血鈣含量較低，此時喝上 1 杯鹼性的牛奶，不但營養豐富，還能中和酸性物質，有助於人體對鈣的吸收。

　　牛奶雖好，但千萬不能多喝，多喝牛奶，危害極大。美國是乳製品消耗最多的國家，同時也是骨質疏鬆症患者最多的國家。因此過量喝牛奶，骨質不一定增強，相反會提升骨折發生率。美國哈佛大學醫學院專家研究指出，過量喝牛奶，男性容易患上前列腺癌，女性容易患上乳腺癌、卵巢癌。

（二）酸奶

　　在所有乳製品中，脫脂奶、全脂奶可以不喝，各種乳酪可以不吃，但是酸奶一定要喝。無論兒童，還是青

年人、中年人、老年人都應該喝酸奶。為什麼？因為它能幫助人體調整腸胃功能。人隨著年齡的增長，腸道內雙歧桿菌等有益人體的菌會逐漸減少，而有害菌如大腸桿菌等會增加繁殖，產生毒素危害腸道。只有酸奶是由牛奶經乳酸桿菌發酵製成，其中所含的活菌對人體都是有益的。你每天喝酸奶，所補充的有益菌能在腸道把有害菌趕走，恢復腸道正常功能，幫助人體全面吸收營養，增強體質，保持健康。

酸奶的營養成分和牛奶相近，但它更勝一籌的功效是能維護人體腸道的健康，能有效調整腸道菌群平衡，促進腸胃蠕動，幫助人體消化吸收。便秘患者常喝酸奶有顯著療效。

每天喝 1 杯酸奶能補虛開胃，增加胃內酸度，有助於殺菌，有助於激活蛋白酶，有助於消化蛋白質。同時能抑制或消滅腸道有害菌，有助於吸收微量元素，刺激肌體免疫系統，促使免疫細胞產生多種活性因子，分解致癌物質亞硝胺；同時，酸奶中所含的醋酸、乳酸等能抑制硝酸鹽還原菌，防止亞硝胺的形成，故每天喝酸奶能防癌。

四、養生與豆製品

豆製品是由各種豆類作原料經加工而成的食品。它

是鹼性食品，常食有助於人體酸鹼平衡。同時它是人體鈣的優質來源，也是含有較多低聚糖的食物之一。

(一) 豆腐：性涼

豆腐含有碳水化合物、脂肪、蛋白質、維生素 B 群、卵磷脂及有益人體的礦物質鈣、鐵、磷、鉀、鈉等。每 100 克豆腐的含鈣量高達 200 毫克。

豆腐是高鈣、高蛋白營養食品，不含膽固醇。氨基酸含量豐富，包括人體所需 8 種必需氨基酸。豆腐的優點是容易被人體吸收，故常食豆腐能補氣虛，清體熱，生津養脾胃。高血壓、心臟病、高脂血症、糖尿病患者常食豆腐有療效。豆腐中所含卵磷脂能促進脂肪代謝，保護肝臟。同時能有效降低膽固醇，防止動脈粥樣硬化。老年人常食豆腐有助於維護神經系統功能，提高大腦細胞活性，有效預防老年痴呆症。同時，常食豆腐燒魚有助於人體大量吸收鈣質，從而達到預防骨質疏鬆的目的。

豆腐含有低聚糖，低聚糖是人體腸道益生菌生長的重要物質。故常食豆腐能促進體內有益菌的生長，促進雙歧桿菌繁殖。有助於雙歧桿菌在腸道與維生素 B 群進行生物合成，使肌體獲取營養，增強體質。

(二) 豆漿：性涼

豆漿含有低聚糖、多種植物蛋白質、脂肪、維生素

B群、卵磷脂、大豆皂苷、大豆異黃酮及有益人體的礦物質鈣、鐵、磷等，是低脂肪、低熱量的鹼性飲料。

每天飲豆漿能補中益氣，補虛潤燥，清熱解毒，防癌抗癌，有助於人體酸鹼平衡。每天飲豆漿能補充人體營養平衡，調節內分泌系統和脂肪代謝系統，有助於降血壓、降血脂、降血糖，保護心血管、保護心臟。同時激發人體多種酶的活性，分解脂肪，保肝護肝。

豆漿中所含低聚糖有助於腸道益生菌生長，抑制有害菌繁殖，故常飲豆漿能健康腸道，幫助人體吸收營養。

豆漿中的大豆皂苷具有明顯的降低膽固醇作用。而所含大豆異黃酮能抗氧化，消除自由基，抑制腫瘤細胞生長。美國癌症研究協會指出，女性堅持每天喝豆漿能降低荷爾蒙雌性激素，從而防止乳腺癌。所以每天1杯豆漿能防癌抗癌。

第五章
養生滋補

第五章 養生滋補

在美國,開車是一件普通的事情,但開車所產生的結果卻有兩種完全不同的情形:一種人開車很小心,講究定期保養,定時檢查,結果這輛車壽命長,通常可開到 20 萬公里。另一種人開車很隨便,也不太注意定期保養,反正什麼東西不行了,修理;什麼東西壞了,換掉。這種車雖然也是修好再開,結果卻只能開到 10 多萬公里。為什麼?原因很簡單,缺少平時的定期檢查和保養。人就像車,原理一樣。為了健康長壽,人也要定期檢查和保養。

養身要保養,保養離不開滋補,滋補不分男女老少,只要懂得春夏秋冬四季與人的密切關係,知道春濕、夏熱、秋燥、冬寒的自然規律對人的影響,了解春生、夏長、秋收、冬藏的養生方法,人就會健康、延年益壽。

養生滋補是人體健康的保證,而滋補通常又分為補陰、補陽、補氣、補血。養生滋補的首要條件是根據每個人不同的虛症,選擇不同種類的食物來滋補調理,陰虛者補陽,陽虛者補陰,氣虛者補氣,血虛者補血,五臟虛損補臟腑。

今天我們所談養生滋補僅限於食物養生,即通過飲

養生之道

食療法將我們比較虛弱的身體各組織功能調整到健康狀態。而任何需用藥物進行滋補養身的，還請大家請教專科醫師，對症下藥，以使體內機制更平衡，陰陽更調和。

一、什麼是陰虛？

「陰虛」即指人體陰液虧損，精血虧耗。

陰虛者通常表現為形體消瘦，脈數細，顴紅潮熱，易生內熱，舌紅少苔，腰酸背痛，四肢乏力，頭暈耳鳴，咽乾、咽燥、咽痛，失眠盜汗，夢遺滑精，月經不調，色暗量多，小便短赤，大便乾燥。

其病因是經常過多食用濕熱、辛辣、香燥、刺激食物，或久病傷陰，使臟腑失去陰液滋潤，使經脈失去精血滋養而形成。

陰虛者應選擇清補類食物，多吃生津益陰的食物，如各種涼性蔬菜、水果及蛋白質豐富的食物，忌食熱性香燥、辛辣刺激性食物。

食物首推蓮藕、百合、甲魚、鴨肉。

二、什麼是陽虛？

「陽虛」即指人體陽氣不足，畏寒怕冷。

陽虛者通常表現為面容蒼白，舌淡苔白，神疲乏力，

手足發涼，陽痿不舉，滑精早泄，性功能低下，白帶清稀，小便清長數頻，尿後餘瀝不盡，大便溏薄。

其病因是經常過多食用寒涼生冷食物，或久病傷陽，使肌體熱量不足，陽氣受損，導致全身體溫偏低而形成。

陽虛者應選擇溫補類食物，多吃具有溫陽散寒作用的熱性食物和熱量較高、蛋白質豐富的食物，忌食各種性寒生冷的食物及涼性瓜果。

食物首推韭菜、核桃、羊肉、雞肉。

三、什麼是氣虛？

「氣虛」即指人體元氣虛弱，動則氣喘，語聲低微，呼吸短促。

氣虛者通常表現為全身倦怠無力，呼吸少氣，氣短乏力，懶言少語，面色發白，舌質淡胖，四肢痿軟，動則出汗，食欲不振，消化不良，失眠健忘，心悸氣短，脈象虛弱，脫肛，子宮下垂，易患感冒。

其病因是先天秉賦不足，氣的推動無力，或久病失養，或勞累過度，造成氣化無力，導致肌體各組織功能虛弱。

氣虛者應選擇補氣類食物，多吃平性或甘溫的食物及營養豐富、容易消化的食物，忌吃生冷性涼或破氣耗

❀養生之道

氣之食物。

食物首推山藥、紅棗、牛肉、鱔魚。

四、什麼是血虛？

「血虛」即指人體血液不足，精神萎靡。

血虛者通常表現為面色萎黃，唇色淡白，心跳乏力，全身疲軟，頭昏眼花耳鳴，毛髮枯槁稀疏，心悸失眠，舌質淡白，手足麻木，脈細無力，月經量少，經常延期。其病因是因病失血過多或後天營養不足，氣血生化乏源，導致血虛，使臟腑百脈失濡。

血虛者應選擇補血類食物，多吃高蛋白、含鐵量高的食物及補腎益氣食物，忌吃寒涼性食物。

食物首推桂圓肉、菠菜、黑芝麻、羊肉、黑木耳。

五、春、夏、秋、冬四季養生

春回大地，冰雪消融，萬物復甦，氣溫轉暖，春意盎然，陽氣開發，萬象更新，此時人體如同自然界的生物一般，充滿生機。

春季以養肝為主，肝儲藏血液，調節血量，疏通調暢氣血運行，分泌膽汁，促進脾胃對食物消化吸收，同

第五章　養生滋補

時肝能排毒。養肝要少喝酒。肝是臟腑中最強悍的器官，肝本身有洗血功能，能將致癌物、毒藥、廢物以網狀組織攔阻排除掉。長期過量喝酒，會損壞肝臟，當肝功能受損，網狀組織的洞就會變大，此時洗血攔阻功能就變差。人體肝功能越好，這個網就越密，排毒功效就越強。所以養肝極其重要，多食含硒量高的食物，如蘑菇、大蒜能有效防止肝癌。

春季養肝要多食綠葉蔬菜，在冬季生長的綠葉蔬菜沒有農藥污染，重要的是營養非常豐富，含有大量維生素和礦物質，十分有益人體健康。

夏季暑氣漸盛，氣溫升高，熱浪滾滾，人體新陳代謝旺盛。在這炎熱的季節裡，人體汗液外泄過多，容易引起心氣耗傷，消化功能減弱，食欲不振。為此，夏季養生要順應自然，以袪暑、養胃健脾為主。脾為後天之本，人體營養來源通過飲食，而食物消化吸收全靠脾胃運化。當人體脾胃虛弱，生血化源不足，水穀精微無以運化傳輸，此時人會感到精神萎靡，不思飲食。因此，夏季應選食健脾益胃補氣之食物，按照自身體質，選食甘溫或寒涼易消化的食物。如是熱性體質，陽旺，應選食寒涼食物，宜清淡；如果是寒性體質，陽虛，應選食溫熱性食物，應少油膩，切忌進食難以消化的食物，以免傷胃困脾，妨礙營養吸收。同時，炎熱夏季應少食冷飲，過食冷飲容易刺激消化道黏膜，致使胃腸黏膜受損，

◢ 養生之道

影響消化功能,所以夏季事實上是一年四季當中更應保護脾胃的季節。

夏季主食以稀為宜,養身以喝粥為佳,早晚喝粥即能健脾養胃,又能生津止渴,同時還能清涼解暑。粥中首推糯米粥,實屬溫陽胃氣之極品。粳米粥也是健脾養胃之佳品,綠豆粥、山藥粥、地瓜粥、玉米粥、小米粥、赤豆粥、菜粥等均有益健康。

夏季宜食高蛋白、低脂肪、易消化食物,如瘦肉、魚、蝦、各種瓜類(苦瓜、絲瓜、黃瓜、地瓜、冬瓜、南瓜、西瓜、哈密瓜)及各種豆製品。

秋天是桂花飄香,金風送爽,氣候宜人的季節,也是自然界陽氣漸收,陰氣滋生,氣候乾燥的季節。

初秋溫燥,中秋乾燥,深秋涼燥。而「燥」最易傷肺,損人津液,故秋季養肺護陰十分重要。

肺主呼吸,能促進氣的生成和血的運行,並參與調節津液代謝,同時與皮膚腠理的防禦功能關係密切。而秋燥常使人產生鼻乾,口角乾裂,氣管炎,肺氣腫,乾咳少痰,皮膚乾燥脫屑,易患感冒等秋燥症。秋季養身重在防燥護陰,多吃水果、蔬菜,潤津養肺。多吃酸味食品能生津潤燥,多吃些蜂蜜、百合、銀耳、燕窩等清補之品能清肺潤肺,也可選吃鴿子、兔肉、淡水魚蝦及鰻魚,能保肺護肺。總之,秋季忌食辛味發散之物,多

吃清熱潤肺、養陰生津之食物。同時，秋季應加強運動鍛煉，提高肺活量，加深肺呼吸，增加攝氧量，增強呼吸系統功能，提升免疫力，防止呼吸道疾病發生，真正起到養肺保健作用。

冬季氣溫下降，草木枯萎，天寒地凍，萬物閉藏，自然界陰氣盛極，陽氣潛伏。此時，人體的生理功能也趨於潛藏。因此，冬季是人們養腎補腎、養精藏精的最佳季節，養身一定要補腎。

腎是先天之本，主藏精，也是五臟陰陽的根本，與人體的生長發育、生殖功能及衰老有直接關係。養身補腎極其重要，因為在人體器官中，腎臟是最容易衰老的。為什麼？那是因為每個人體內都含有毒素，而這些毒素大部分要靠腎臟去處理。因腎臟工作量大，所以容易引起衰弱。剛出生的嬰兒，腎臟細胞約有100萬個。但隨著年齡增長，腎臟細胞卻在不斷減少。當活到80歲時，腎臟細胞可能只剩下10％左右了。當活到90歲時，腎臟細胞所剩無幾，人也就壽終正寢了。損害腎臟細胞、導致減少的直接原因有兩個方面：第一，人們平時所吃蔬菜、水果被農藥污染，殺蟲劑含砷，毒性大，造成洗腎病人中60％因砷中毒。砷就是砒霜，能抑制細胞呼吸，阻止細胞正常分裂。所以，人們吃蔬菜要洗乾淨，水果最好是削皮後再吃，防止農藥污染，保護腎臟。第二，腎臟精氣失調，表現為腎陰虧虛、腎陽虛衰、腎氣不固、

腎精不足等病理變化。

　　腎陰虧虛表現為形體消瘦，心煩失眠，頭昏耳鳴，陰虛內熱，房事過度，男子陽強易舉，遺精早泄，女子月經量少，經遲。可選食甲魚、海鮮、枸杞補腎陰虧虛。

　　腎陽虛衰表現為精神萎靡，房事不節，腰酸痿軟，男子陽痿不舉，或舉而不堅，女子久病傷腎，宮寒不孕。可選食羊肉、鹿肉、韭菜補腎陽虛衰。

　　腎氣不固表現為面色蒼白，聽力減退，封藏失職，膀胱失約，精關不固，遺精滑泄，小便數頻，尿後餘瀝不盡。可選食核桃、山藥、烏骨雞補腎氣不固。

　　腎精不足表現為先天稟賦不足或久病傷精失養及縱欲過度，性生活無節制導致腎虧精少。為此人們應經常食用氨基酸豐富的優質蛋白質，有助於生殖細胞在內的人體組織細胞構成，起到強腎補精作用。同時要做到房事有節，藏精增髓。當腎臟精氣充盈，其它各臟器也就精氣旺盛了。中國古代養生大家張景岳告誡後人：「善養身者，必保其精，精盈則氣盛，氣盛則神全，神全則身健，身健則病少，神氣堅強，老而益壯，皆本精也。」可見養腎補精之重要。人體若腎精不藏，勢必造成精虧，而腎精長期虧虛，早衰會提前到來。養身補精食物首推大蝦、干貝、紅豆、栗子。

　　總之，冬季飲食進補更應保持人體酸鹼平衡，注意

保持人體陰陽平衡，同時一定要控制飲食能量平衡，保持動態平衡，保持作息平衡和心理平衡。

　　當你注意保持六大平衡，相信你的身體一定會更健康！更強壯！

第六章
II型糖尿病無需吃藥,能控制正常

第六章　II型糖尿病無需吃藥，能控制正常

　　根據世界衛生組織報告，全世界糖尿病患者超過三億四千萬。美國糖尿病患者約兩千多萬。在美國，每年死於糖尿病的患者約八萬人。而且II型糖尿病的患者如雨後春筍般不斷增長。中國也是如此。所以防治糖尿病已到了刻不容緩的地步。

　　說句真心話，無論是誰，患上此病，都屬非常不幸！因它是伴隨終生的！但是，如果你是初患II型糖尿病患者，請記住我說的：不要怕，有救！說不定還能恢復正常！千萬不要緊張，更不可驚慌失措。當然也絕對不能放任不管。實際上II型糖尿病患者只要通過科學的飲食療法，有效的運動療法，再加神奇的精神療法，是一定能夠控制恢復正常的！當然這種恢復正常是基於你的良好的心態去認真對待此病，和嚴格控制飲食以及持之以恆的運動鍛鍊所產生的良好結果：讓血糖永遠控制在正常值範圍。

　　我曾經罹患過嚴重的II型糖尿病。所謂嚴重，是早晨空腹測量血糖值高達140。這樣的高血糖情形持續了將近1年多。因為我沒有選擇吃藥。不吃藥的原因是我堅信「是藥三分毒」。況且無數事例證明，吃藥沒有把病吃好，卻把珍貴的肝和腎傷害了！這不，全世界最流

行的糖尿病藥──Avandia，被美國聯邦食品藥物管理局 (FDA) 嚴重警告，差點下架不准出售。

美國聯邦食品藥物管理局的專家指出，英國著名藥廠葛蘭素史克生產的糖尿病藥──Avanida（安糖健），自從 1999 年以來，10 多萬件心臟病、心臟衰竭、中風和死亡的事件可能與服用該藥有關。

我慶幸自己沒有吃藥。當然我沒選擇吃藥的另一原因是我深深記得唐代大醫家孫思邈在《千金藥方》中說過的一段話，「夫醫者，當需先曉病源，知其所犯，以食治之，食療不愈，然後命藥」此話對我影響很深，感覺千真萬確，為此，我選擇了食療為先加上運動療法和心理療法補助。

事實證明，我的選擇是對的。現在的我無論是空腹血糖，還是餐後血糖，都很正常。可貴的是多次尿糖檢查化驗也正常。為此有許多朋友都希望我能夠具體談談如何通過飲食療法，運動療法和心理療法來恢復健康！在此，我也非常願意為各位朋友來交流、探討治療糖尿病的心得和感悟，同時把我的經驗奉獻給大家，一起分享，讓所有的糖尿病患者都恢復健康。

一、糖尿病

（一）關於糖尿病

糖尿病的形成，單從病因上來探討，它是由兩大因素造成的。一種是遺傳，就是 I 型糖尿病，屬胰島素依賴型。因體內負責分泌胰島素的 B 細胞失去功能，故需要注射胰島素治療。對於 I 型糖尿病患者，注射胰島素治療是最好的選擇，可讓胰臟得到休息，有效控制糖尿病的併發症發生。就當前的醫學狀況，注射胰島素是 I 型糖尿病患者用來降血糖的最安全的藥物之一，無副作用，也不會傷腎。因 I 型糖尿病患者，身體缺乏胰島素，如不注射胰島素針劑就會導致酮酸中毒，進而引發嚴重後果──死亡！還有一種 II 型糖尿病，即非胰島素依賴型，也是當今越來越多的人罹患的糖尿病類型。這種 II 型糖尿病患者，通常是長期的不良習慣和對健康知識的無知所造成的。當然，一個人若長期患上陰虛、腎虛、脾虛、脾燥、腸燥、胃熱等疾病，也會導致產生糖尿病。但這 II 型糖尿病，無需注射胰島素，通常可通過改變不良的生活習慣，通過控制飲食的療法，增加有效的運動療法，輔助心理療法可使 II 型糖尿病患者恢復健康！

（二）II 型糖尿病

當我們從病機上來探討 II 型糖尿病，其主要原因就是脾臟功能衰退，導致胰腺功能衰退，導致胰島素分泌

絕對或相對不足。而胰腺功能的衰退，主要是過量攝取動物性食品太多，以及糖類食品太多，外加不太運動，造成動脈血管硬化及微細血管阻塞有直接關係。

事實上，在治療糖尿病方面，西方醫學做出了傑出的貢獻。胰島素的發明，使得天生缺乏胰島素的Ⅰ型糖尿病患者出現了生機，只要注射胰島素針劑，就基本上能和正常人一樣的生活，一樣的長壽。而Ⅱ型糖尿病患者，即高血糖患者，無需注射胰島素，初始階段也無需吃藥，只需嚴格控制飲食加運動鍛鍊和保持樂觀的心態，就基本上能使血糖正常，恢復健康！

我很佩服祖國醫學──中醫。中醫在治療糖尿病方面的經驗是極其寶貴的。幾千年的經驗累積，豐富而正確，無懈可擊。中醫稱糖尿病為消渴病。在中國漢代，名醫張仲景就把「消渴病」分為三種，即「上消」、「中消」和「下消」。張仲景認為「心積熱於肺，傳為隔消」之症，稱「上消」；而「胃氣熱剩，能消穀耗精」，「故易飢而大便堅硬……」稱「中消」；而「腎氣虛弱，陰氣衰微，上不蒸騰津液於肺，下不能氣化下達於膀胱，以致開闔失職，固見飲一斗，泄一斗……」的症狀，稱為「下消」。這三消論說明了引發糖尿病的多種因素各不相同。「上消」多飲，是屬肺熱津傷，故宜多吃清熱潤肺、生津止渴的食品；「中消」多食，是屬胃火熾盛，宜多吃清胃瀉火，養陰保津食物；「下消」多尿，是屬腎陰不足，

虛火內灼，宜吃滋陰清熱潤津之品。

在這裡，我想提醒大家注意一個問題是：血管硬化阻塞也是形成II型糖尿病的原因之一。試想一下，當動脈血管硬化，微細血管大量阻塞使局部不通，各種營養進不了胰臟，當胰臟得不到所需營養，負責分泌胰島素的B細胞就會功能失常，也就分泌不出正常量的胰島素，導致高血糖，產生糖尿病。解決的辦法是，打通血管，修復受損胰島，促進胰島細胞再生，提高胰島素分泌量，從而有效調節血糖，恢復健康！

現在我把自己如何使用三大療法來治癒糖尿病的整個過程都寫出來，供大家參考。

二、II型糖尿病的三大療法

（一）飲食療法

飲食療法的根本目的是控制體重，把身體控制在自己設定的標準體重範圍之內。同時，控制餐後血糖，因為長期餐後血糖過高會導致併發症。為此，我們首先要戒糖。

糖尿病患者首先要斷絕所有糖類製品，如白糖、紅糖、冰糖、麥芽糖、葡萄糖、蜂蜜、蜜餞，各種水果糖和各式巧克力以及甜餅糕點還有各種汽水飲料，尤其是可樂必須禁止。一句話，凡是甜的，一律不吃不喝。

▌養生之道

　　在禁止糖的基礎上，控制精製米麵的攝入量也同等重要。因為米飯和麵就是碳水化合物。當米麵進入人體後，都由肝來轉化成葡萄糖，當胰臟發現葡萄糖時，會分泌胰島素進入細胞去燃燒它們。因此，當我們甜的東西吃很多，即碳水化合物攝入過多，那麼葡萄糖就會升的很高，這樣胰臟就需要分泌更多的胰島素去燃燒它們，當胰島素進入細胞時，它需要鉻元素幫助，而燃燒的過程又需要釩元素幫助。因此，當我們吃的越甜，實際上消耗的鉻元素和釩元素就越多。長此以往，鉻元素和釩元素用盡，胰島素就無法進入細胞去燃燒葡萄糖，於是乎，血糖就升高，導致了糖尿病。

1. 多攝入含微量元素鉻、釩、鎂、鋅、錳等豐富的食物

　　糖尿病患者必須多攝入含微量元素鉻、釩、鎂、鋅、錳等豐富的食物。當長期飲食不當，導致微量元素失衡，使胰島素合成能力下降，也是誘發糖尿病的根源之一。

(1) 鉻元素

　　鉻元素與胰島素的生物合成密切相關。可以這麼說，鉻元素是胰島素與細胞之間的橋梁。也就是說，當胰島素發揮作用時，鉻元素必須一起參與，才能有效促進糖、脂質的正常代謝來預防糖尿病。當人體缺鉻，會使葡萄糖耐量降低，也會使葡萄糖能量得不到

第六章　II型糖尿病無需吃藥，能控制正常

充分利用，從而造成血中游離脂肪酸濃度增高，導致高血脂和高膽固醇，造成血管病變和神經病變。為此必須多攝入富含鉻元素的食物。當人體擁有充足的鉻，即使身體只有少量胰島素，它也能控制血糖。食物中鉻元素含量豐富的食品排名順序如下：（每100克含量/微克）

食物	每100克的含量	食物	每100克的含量
海　帶	1635 μg	黑木耳	1224 μg
黃花菜	998 μg	紫　菜	665 μg
海　參	463 μg	黃　豆	333 μg
菠　菜	83 μg	卷心菜	56 μg
韭　菜	42 μg	牡　蠣	20 μg

(2) 釩元素

釩元素能促進胰島素燃燒葡萄糖，能有效起到降糖作用。

食物中釩元素含量豐富的食品排名順序如下：（每100克含量/微克）

食物	每100克的含量	食物	每100克的含量
紫　菜	550 μg	綠　豆	400 μg
黑木耳	500 μg	紅　棗	270 μg
紅　豆	300 μg	海　帶	400 μg
海　參	300 μg	黃　豆	120 μg
銀　耳	140 μg	花　生	130 μg

(3) 鎂元素

鎂元素在人體中直接參與胰島素的分泌。同時對心血管有保護作用，能預防糖尿病併發症。因為沒有鎂，胰臟是不能產生胰島素的。所以多吃含鎂量高的食物對糖尿病患者有極大的幫助。食物中鎂元素含量豐富的食品排名順序如下：（每 100 克含量/毫克）

食物	每 100 克的含量	食物	每 100 克的含量
海 參	1000 mg	菊 花	250 mg
黑 豆	240 mg	蝦 米	240 mg
白 菜	200 mg	茶 葉	200 mg
黃 豆	200 mg	核 桃	200 mg
菠 菜	180 mg	黑木耳	150 mg
香 菇	140 mg	杏 仁	170 mg
山 楂	120 mg	蓮 子	230 mg
紅蘿蔔	90 mg	莧 菜	200 mg

(4) 鋅元素

鋅是酶的活性成分，參與體內多種酶的組合。鋅也是製造胰島素的成份之一，它能提高胰島素蛋白的穩定，能延長胰島素的作用，同時，鋅能調整人體免疫系統。所以糖尿病患者需要多食富含鋅的食物。

美國加州 UCLA 醫學中心研究證實鋅元素參與調節胰島素的製造、分泌、儲存，它能有效促使胰島素正常作用轉換成能量幫助養分進入身體組織細胞。鋅元素有助細胞對養分的攝取來幫助糖的充分利用，將正常血液

第六章　II型糖尿病無需吃藥，能控制正常

中的葡萄糖送進細胞與肌肉組織內，促進人體正常代謝。

食物中鋅含量豐富的食品排名順序如下：（每100克含量 / 微克）

食物	每100克的含量	食物	每100克的含量
生　蠔	150 μg	鮮　貝	12 μg
茶　葉	5 μg	兔　肉	7 μg
香　菇	8 μg	芝　麻	6 μg
磨　菇	5 μg	白　菜	4 μg
蠶　豆	4 μg		

(5) 錳元素

錳元素能增強激活胰島素細胞活性。它與糖代謝有直接關係。當人體長期缺乏錳會導致胰島 B 細胞減少，導致胰島素分泌量下降。糖尿病患者應多選食含錳豐富的食品，有助加強胰島細胞活性。

食物中錳含量豐富的食品排名順序如下：（每100克含量 / 毫克）

食物	每100克的含量	食物	每100克的含量
蚌　肉	80 mg	綠　茶	30 mg
紅　茶	40 mg	黑木耳	9 mg
核　桃	15 mg	黃　鱔	8 mg
香　菇	6 mg	竹　筍	6 mg
白　菜	6 mg	紫　菜	4 mg
黃　豆	3 mg	黑　豆	3 mg
菊　花	3 mg	花　生	2 mg

2. 每天一杯「三寶茶」

所謂「三寶茶」，就是用 2 朵菊花泡茶再加入兩片黃芪（耆）、兩片西洋參、十粒枸杞子混合一起，泡茶喝，目的是降火去熱，清心肺。

古曰「消渴為病，肺胃熱剩，耗傷陰津，陰熱盛……」

在《素問·氣厥論》中記載：「心移熱於肺，傳為隔消。」

元代大醫學家劉完素也說：「三消者，燥熱也。」

為此，堅持每天一杯「三寶茶」，對治療糖尿病有益。事實上，中醫在治療糖尿病所用的方法就是「養陰清熱」。而這「三寶茶」就具有這功效。

值得注意的是在泡製「三寶茶」時，切忌增料泡濃，欲速則不達。因為治療糖尿病，需要的是長期調理，堅持每日治療。它需要一個過程。千萬別小看這杯「三寶茶」，它有療效。其中枸杞子，不但能生精補腎，養肝堅筋骨，還能有效醫治糖尿病，其所含枸杞子糖，經專家研究，發現能有效降低血糖。

還有菊花，因含豐富的微量元素鎂，故能防止糖尿病併發症的產生。鎂離子能有效降低血液中的膽固醇，防止高脂血症，因而對心血管有保護作用。

還有西洋參片。那是因為我體質屬熱性。倘若你是

寒性，可選用白參代替。因為人參中所含的人參皂苷能激活促進胰島素分泌，從而有效降低血糖，能真正改善人體內分泌系統。

還有黃芪（耆），含皂苷、多糖、葉酸和微量元素哂和鋅等，能強化免疫功能，促進血液循環，能有效降低血糖和降低尿蛋白，尤對糖尿病腎病療效顯著。

3. 戒所有肉製品

為什麼要戒所有肉類製品？原因是保護胰臟，讓胰臟多休息，盡量使其恢復正常功能。因為肉類製品吃的越多，胰臟就越辛苦，必須分泌大量胰液來幫助消化。長期如此，導致胰臟疲勞萬分，功能減退，產生糖尿病。有人擔心，戒了所有肉類製品，人體所需蛋白質從何而來？其實我們可以從魚類、海鮮類及豆類製品中獲取蛋白質。這些蛋白質營養價值很高，而且又容易消化吸收。英國劍橋的艾登布魯克斯醫院的研究專家發現，糖尿病患者每周都吃魚，尿液裡出現蛋白質的機率大幅降低。實際上，人們每天所需的蛋白質為一天總能量的15%即可。

在這裡，我向大家推薦選食新鮮干貝。因干貝能滋陰補腎。《本草從新》中記載，干貝能「利五臟，療消渴。」從現代醫學來分析，干貝所含礦物質含量豐富，尤其是鋅含量很高，同時又含鉻元素，所以干貝是糖尿病患者的理想食物。我通常是買一盒速凍的干貝回家解

凍，在還沒有完全解凍時，把干貝分成五粒一包，再放入冰箱。然後每天吃時，拿一包解凍，十分方便。經過冰箱冰凍過的干貝，細菌大多已消滅，再用涼水沖洗乾淨，放入盤內，加上佐料，醬油、麻油、少許芥末，直接生吃。生吃干貝，味道鮮美，口感極佳，蛋白質保存完整，營養極高。若能長期堅持食用干貝，對糖尿病患者有極大幫助，因它真的能「補腎水陰寒之虛，瀉心火陽熱之實，除腸胃燥熱之甚，濟身中津液之衰。」當然，不喜歡生吃的人，煮、炒、放湯吃均可。

在糖尿病患者中，有相當一部分人繼續愛吃豬牛羊雞等肉類。筆者認為不宜多吃可少吃，或者等哪天血糖都恢復正常以後再吃。如果患病時實在想吃肉，建議選食兔肉。因《本草綱目》中記載「兔肉能涼血解毒，能治消渴。」現實生活中，曾有病患常吃兔肉燒紅蘿蔔，結果血糖恢復正常。作為一名糖尿病患者，你所吃的一切，必須有益你的身體，這才是真正的食療。

4. 喝一碗紅棗黑木耳湯

我自從患上糖尿病後，就開始每天堅持喝一碗黑木耳紅棗湯。堅持喝了近兩年，我的血糖和尿糖都正常了。我深深體會到黑木耳紅棗湯是糖尿病患者的最佳食物之一。黑木耳含有豐富的維生素 A，故能顯著改善糖尿病症狀。同時，黑木耳還含有豐富的礦物質鉻、鉀、鎂、錳等元素。而紅棗又能益氣生津，健脾和胃，補血養血，

強身壯體。當二者相加,就更能促進糖尿病患者恢復健康。關於糖尿病患者吃紅棗的問題,有人表示異議,認為不能吃,原因是紅棗是熱性的,而且太甜。事實上,每天喝一碗黑木耳和裡面的五粒紅棗,對人體很有幫助。古代醫家張景岳說過:「消渴多本元虧損,當從根本以滋化源,宜在養陰的基礎上補陽,在補陽的基礎上益氣,使精血漸復,陰氣漸充,其病必癒。」而這五粒紅棗,恰恰能在養陰的基礎上補陽,還能起到滋補益氣的作用。《本草綱目》記載:「棗為脾之果,脾病宜食之。」中醫所指的脾,其含義有胰臟的成分。所以糖尿病人宜食棗,只是每日不能多食,一般5粒即可。古代有句俗語:每日三顆棗,活到九十九。說的就是棗量不需多,但要每天吃。

可以這麼說,紅棗黑木耳湯,是蒼天所賜人類的絕佳營養食品,糖尿病患久食,定能恢復健康!

(二)運動療法

通過運動鍛鍊來強壯身體,治療糖尿病,是一種極佳的選擇。可以這麼說,II型糖尿病的形成與機體衰弱有直接關係。早在古代《靈樞・五變篇》一書中就記載:「……五臟皆柔弱者,善病消渴……」,此乃一語道破天機。嚴格來講,凡是II型糖尿病患者,都是臟腑功能衰退的結果。為此,想要使糖尿病病情得到控制或恢復健康,我們必須選擇運動療法來達到目的。無數實驗證

明，運動療法的最大功效是能修復細胞，促進恢復胰島功能，強化胰島活性。據加拿大卡加莉大學的內分泌學專家西格爾的一項新研究發現，患Ⅱ型糖尿病的病人，若能同時做有氧及重量訓練運動，將可顯著地降低血糖。西格爾表示，同時做有氧運動與重量訓練，也有助於降低Ⅱ型糖尿病患者可能發生的微血管問題。從而避免失明、腎病及周圍神經問題等併發症。美國的專家指出：「糖尿病患者，通過有氧運動增加骨骼肌細胞對胰島素的利用，進而改善胰島素阻抗性。」專家同時指出「運動也可讓分泌胰島素的效益增加。」為此，當我們把運動納入平時生活中，使運動生活化，那就一定能有效降低血糖，從而使機體逐漸恢復健康。所以說，認真選擇適合自己的運動項目很重要。任何項目，只要是運動，都能促進人體對胰島素的利用，強化降糖作用。故，糖尿病患者一定要運動，而且要規律化、生活化。因為人體過了三十歲後，肌肉開始減少，脂肪逐漸堆積，當肌肉減少後會使葡萄糖合成肌糖原降低，從而使人體組織對葡萄糖利用減少。脂肪堆積導致機體組織對胰島素的抵抗增強，致使血糖升高。所以說，糖尿病患者是一定要進行運動鍛鍊的，只有運動鍛鍊，才能真正的提高機體組織對胰島素的敏感性。

　　當你決定選擇運動療法來治療糖尿病，請你務必記住，要循序漸進，尤其是剛開始，只能適量做些運動，

第六章　II型糖尿病無需吃藥，能控制正常

千萬不可猛烈過度。半月後逐漸增加。切記，運動要生活化，所謂生活化就是每天堅持作為生活的一部分；在每天堅持的基礎上，要讓運動規律化，所謂規律化，就是要定時定量，堅持不懈。千萬記住，任何運動開始之前都要先做熱身運動。運動結束後，要做放鬆運動，使機體鬆弛而恢復正常。防止運動所帶來的傷害。

　　現在介紹一下，我是如何通過運動療法來降低血糖，控制血糖，從而使身體恢復健康的。（實例介紹，僅供參考）

1. 按摩腹部

　　堅持每天按摩腹部，目的就是養護腸胃，行氣活血。

　　記得在《性問・陰陽別論》中記載：「二陽結，謂之消……」。二陽通常是指胃和大腸。「當胃火熾熱，燥熱蘊內，而大腸津枯，易致消渴。」還有在《素問・氣厥論》中記載「腸移熱於胃，善食而瘦謂之食亦。」這「食亦」是指胃中結熱，飲食不能養肌膚，故能食而身體消瘦。為此，人一定要懂得養胃護腸。

　　我每天早上醒來，不急於起床，做的第一件事就是按摩腹部。我平躺在床上，用右手單掌按摩腹部，順時針轉圈按摩300下。我感覺這按摩腹部有養胃護腸健脾之功效。大家知道，脾之運化，實際也包括胰腺的外分泌和部分內分泌功能。中醫認為，糖尿病患者胰島素絕

養生之道

對或相對不足，實際也屬於脾虛的一種表現。所以堅持每天早晨按摩腹部，有助脾臟運化水穀精微，營養全身臟腑器官。同時，這按摩腹部能增強胃動力，和提升胃腸道功能，改善胃腸道荷爾蒙分泌。

根據台灣大學附設醫院的糖尿病專家認為，成人II型糖尿病是一種胃腸道疾病。當胃腸道調控糖分吸收及管控胰島素分泌的胃腸道荷爾蒙出現問題，就會導致糖尿病。這些專家，通過手術方法重組胃腸道，並改善胃腸道荷爾蒙，從而治癒糖尿病。這些專家團隊們用「胃腸道重組胃繞道手術」的方法治癒28位糖尿病患者，治癒率達到九成五，這種方法實際就是隔離十二指腸，讓食物直接到小腸，增加小腸前段「L細胞」的荷爾蒙分泌。所以說，糖尿病患者一定要堅持每天早晨按摩腹部，促進胃腸道的荷爾蒙分泌，有助血糖恢復正常。

2. 仰臥起坐運動

我本人認為，仰臥起坐運動鍛鍊，對II型糖尿病患者有極大幫助。我多年來的堅持鍛鍊，使我真正體會到它能強健五臟，促進臟器恢復功能，還能有效降低血糖，效果顯著。

3. 深蹲運動

蹲下去，站起來。就這麼簡單的運動。但是，它對糖尿病患者有令人驚奇的好處，能有效降低血糖。這蹲

第六章　II型糖尿病無需吃藥，能控制正常

的運動，能強化微細血管擴張，保持血管通暢，有效避免瘀血內阻和血管阻塞的情形發生。堅持每天二次的鍛鍊，功效非凡。事實上，導致糖尿病的原因有很多種。動脈硬化，微血管堵塞，導致血行淤滯，可能也是產生糖尿病的因素之一。所謂淤血，就是全身血液循環不暢。故，中醫認為：淤血是萬病之源。而蹲的運動恰恰能起到化瘀和促進血液循環。長期堅持鍛鍊，還能使血管恢復彈性。因此，糖尿病患者一定要鍛鍊「蹲」的運動。因為還能強健肝臟。要知道糖尿病患者的低血糖症，實際就是肝糖原代謝病。所以養肝護肝就更要鍛鍊「蹲」的運動。當你蹲下時，腹部的膈肌就會促進肝臟獲得更多氧氣和營養，強化肝臟代謝，從而激活肝臟功能。

在我多次的演講中，經常有人提問，運動什麼時候鍛鍊為最佳？我認為首先是依個人所好！然後我建議在太陽照射下運動或餐後兩小時運動為最佳。在太陽下運動鍛鍊，能增加維生素 D，補充鈣質，真正做到了強身壯骨，使骨骼釋放激素，從而調節血糖。

在 2007 年，美國哥倫比亞大學醫學研究中心的研究員發現骨骼所生成的一種被稱為骨鈣素的物質可以通過向胰腺發送信號來發揮作用，提高分泌和調節胰島素的作用。還有就是在用餐二小時後進行運動，這種運動就像純天然的降血糖藥，效果顯著，無任何負作用。美國糖尿病研究專家，通過無數的事例研究發現運動鍛鍊能

使人體細胞組織充分利用葡萄糖,能使患者胰島素受體數目上升,對胰島素的敏感性增加,從而有效降低血糖。為此,糖尿病患者務必堅持每天晚餐後二小時開始運動。這種餐後運動,是極其有效和萬分重要的!

(三)心理療法

　　心理療法對糖尿病患者影響深遠。心理療法也包含精神因素。因為糖尿病本就屬於內分泌失調疾病。實際上,胰島素的分泌是受下丘腦——垂體——腸胃軸即腸腺、胰臟來調節,同時也會受到下丘腦——垂體——腎上腺軸和胸腺軸的影響。當一個人如果心理失衡,情緒緊張,就會造成人體內分泌軸負荷網絡功能紊亂,血糖就會升高,尿糖和酮體含量也會增加。長期如此還會導致糖尿病併發症,嚴重時還會危及生命。反之,當一個人心理平衡,情緒穩定,那麼其血糖,尿糖都會正常。所以糖尿病患者要長期保持心理平衡,情緒穩定,有助身體早日恢復健康。

　　心理療法包括精神和心態兩個方面。我們先談談精神方面的。當一個人得知自己患上了糖尿病後,他的第一反應就是緊張、焦慮,然後是憂愁、抑鬱,有的還會產生恐懼和悲觀,當然也有得病之後變得怨天尤人,怒氣沖天,總之會出現錯綜複雜的不良情緒。當這種不良情緒長時間糾結在一起,就會干擾神經內分泌功能,導致人體內分泌軸負荷功能進一步紊亂異常,致使血糖升

第六章　II型糖尿病無需吃藥，能控制正常

高，加重病情，危害身體。醫學專家研究發現，當人們長時間處於焦慮狀態時，人體血清胰島素含量會明顯減少，而血糖值會升高。古代中醫也認為，精神控制不佳，精神受到刺激，會直接引發糖尿病。例如，《靈樞》記載，「……怒則氣上逆，……血脈不行，轉而為熱，熱則消肌膚，故為消渴。」還有《三消論》記載：「五志過極，皆從火化，熱甚傷陰，致令消渴。」所以，醫治糖尿病，還必須要清除精神緊張、焦慮等各種不良情緒，要用積極的、良好的精神信念來替代，用以達到恢復健康的目的。所謂積極的，良好的精神信念是指，一種堅定、美好、正確的想法，讓你毫不動搖的堅持下去。記得曾經有位醫生對他的糖尿病患者說過這麼一段語重心長的話：「糖尿病不可怕，只要嚴格控制飲食，積極進行鍛鍊，同時保持良好愉悅的精神狀態，應該說此病是可以控制和恢復健康的！你的壽命也會和正常人一樣長壽。」當這種實在又鼓舞人心的話，轉變成一種美好而堅定的信念時，再用實際行動來輔助，那麼結果一定是不藥而癒的，恢復健康也就為期不遠。指日可待。

　　現在我們探討心態方面的。美國有位養生大師曾說過這麼一句話：人，只要能保持一種樂觀健康的心態，那麼他體內的各項功能都會正常運轉。這句話對糖尿病患者同樣適用。當一個人患上糖尿病後，可能心情會變得鬱悶沉重，意志消沉，甚至唉聲嘆息，然而這種心態

養生之道

無助於健康。醫學專家長期研究發現,所有不良心態都會使人體內升糖素升高,使病情惡化。中國古代醫家也有這種說法,即「心境愁鬱,內火自燃,乃消渴大病。」說的也是不良的心態會加重糖尿病病情。古代醫家已經發現人的心理情志與糖尿病的直接關係。在《景岳全書》中記載「初覺燥渴,便當清心寡欲,薄滋味,減思慮,不治可瘳……」。明代醫家王夢堂更強調心理平衡必須長期保持,才會真正帶來益處,故在《證治準繩》中提醒大家「不節喜怒,則病愈而可復作。」所以說,糖尿病患者只要常保樂觀心態,最終一定會獲得身體健康。

第七章
癌症不都是絕症，治療後可以康復

第七章　癌症不都是絕症，治療後可以康復

今天，想跟大家談癌症。我想說的是，癌症不都是絕症，有些癌症是可以治療康復的！為什麼？那是因為七年前，我有一個病人不幸罹患胃癌，但她現在完全康復了。要知道胃癌是僅次於肺癌造成癌症死亡的第二號殺手。記得 2007 年年中，全世界癌症死亡人數將近 800 萬，很可怕！

我的病人罹癌時已 69 歲，胃還切掉三分之二，且癌細胞又擴散，雖屬中晚期，但病情非常不樂觀。可是，我的病人憑著堅強的意志，良好的心態，通過手術治療、化學治療、中藥治療以及飲食療法、植物化合物療法、運動療法和貫徹疾病康復始終的心理療法，效果奇佳！現已完全康復，我感到很欣慰。

無獨有偶，筆者有位醫界的朋友，他是醫生，卻不幸罹患肺癌。但現在也已經康復了，真是神奇！我一直在探尋這種神奇的背後，是否有一種必然的因素？抑或一些極其有益的規律？我想應該是有的。在癌症患者治療過程中，一種堅定的信念──相信自己能戰勝癌症！這種屬於精神上的心理療法，我想是最最重要的！專家研究發現，病人的堅強意志力，對於其病情是絕對有正面的幫助。當病人儘量保持心理平衡，增強生存信心，其

▎養生之道

體內的免疫功能會增強,當體內免疫功能不斷增強時,就能使已有的癌症處於「自限」狀態,而最終會被機體免疫機制所消滅。

當我在得知我的病人患上胃癌的那一刻起,實際上,我在無形中,已開始給她注入一種特殊的心理療法,並且把這種特殊的心理療法貫徹到她治療康復的整個過程中,結果是一切比預想的要好。

一、心理療法

對於一個癌症患者來說,心理治療是最重要的。這種精神方面和心理因素方面的治療所起到的作用幾乎是能把癌症病情減輕一半。可以這麼說,一個癌症患者,如果能遇上一位優秀的心理輔導老師,那麼其存活率將大大提高。

記得曾經發生過的一件事:有位體檢的人,被醫院通知患上了癌症。當他得知自己患上了癌症之後,差一點昏倒,結果是飯不想吃,話也不想說,到了晚上怎麼也睡不著覺。事發才兩日,人就變得面黃肌瘦,一身病態。正當他感到極度痛苦和恐懼時,體檢複查結果的通知來了,說他沒有癌症,是醫院搞錯了。頓時,他舒眉歡顏,食欲也大開。轉眼間,一切都恢復了正常!可見心理作用對一個人所產生的影響是多麼巨大!

第七章　癌症不都是絕症，治療後可以康復

　　記得在 1998 年世界衛生組織將一種稱為「癌因性疲憊症」列為一種必須引起重視的症候群。因為「癌因性疲憊症」會影響抗癌，會降低抗癌的力度，影響抗癌效果。它是屬於體力、精神與認知上的精神力衰竭，無法通過睡眠和休息來緩解。而只能通過心理療法來消除這種症狀。

　　要知道，當一個人在得知自己患上癌症時，一定會出現恐懼、絕望、焦慮的心情。而消除恐懼的最佳方法就是讓他知道自己已患上癌症，既然已經患上癌症，那就應該正確面對它，直接參與治療，然後選擇一種最佳的治療方案，當你直接參與治療時，恐懼感就會消失得無影無蹤。

　　所有的癌症患者都會產生絕望的心情。而消除絕望心情的最佳方法是以他人治癒實例，來告訴他，來增強生存信念。讓他知道相同的患者，人家至今還活著，而且活得很好。所有的癌症患者同時也都會出現焦慮的心情，而消除焦慮之心的方法是讓他傾訴，不停的傾訴，以便適時給予極大的安慰。當傾訴與安慰相交融時，焦慮之心便蕩然無存。

　　我對我的病人談及一件事，有位中年婦女，53 歲時患上了胃癌，病情也不輕，也動過手術，經過化療和長期服用中藥，現在活得很好！今年已經 80 歲了，看上去很健康。我曾經對她的食譜做過調查，發現她的食譜搭

配科學，營養均衡。我對我的病人說，我相信你在接下來的治療中也會獲得很好的效果，會像他一樣戰勝癌症，恢復身體健康！

我把他人治癒癌症的病例，來增強她堅定生存的信念，使她產生他人能活，我也能活的積極情緒和良好的感覺。因為良好而積極的情緒能提高大腦皮質的反應。尤其是人體的復原力也與大腦皮質有關，而大腦皮質是可以被訓練的，當它獲得正面思考的理性訓練時，就會通過神經生理回饋，使機體內部獲得正常調節，從而提升免疫功能。

我努力把她的情緒朝著穩定、良好、積極的方向調整。同時，我也對她說，作為一名癌症患者，心理治療是十分重要的，你務必在精神上要樂觀，放鬆；在情緒上要穩定和坦然。要保持堅定的信念：我能戰勝癌症！在心理上要有堅強的意志——我無懼癌症！只有在精神上，信念堅定而樂觀；情緒上，保持穩定和坦然，那麼你體內的有益激素會重新正常分泌，致使體內的自愈系統開始啟動。此時此刻，無論是誰，都會使機體全方位提升免疫力，而最終戰勝癌症！

二、手術治療

　　手術是治療癌症最直接的方法，也是非常有效果的

治療方法之一。它能直接切除實體腫瘤，當腫瘤處在誘導期，手術治療可防止癌症發生，在原位癌時，手術治療可以治癒癌症；在浸潤期時，手術治療可以起到根治效果；就算在癌細胞擴散期，手術治療也能明顯改善症狀，所以說，手術治療是癌症患者的首選。

以上這段話，我對我的病人說過。我的目的是讓她產生對手術的渴望，讓她相信只有手術才能基本消除腫瘤；只有手術才能根除腫瘤，恢復健康。當她憧憬手術給他帶來一種可能成功的感覺時，籠罩在她身上所有的恐懼感會逐漸消失。她選擇了手術治療，結果相當成功，胃被切除了三分之二，同時也作了徹底的淋巴清除手術，包括胃旁邊較大血管周圍的淋巴腺清除。

三、化學療法

只要身體不是很虛弱，只要身體能夠承受，那麼化學療法是非常必要的選項之一。在即將進行化學治療時，我對我的病人說，你的手術做得很成功。但手術畢竟是局部的，它無法防止癌細胞的轉移和擴散，也無法消滅血液中的癌細胞。但是化療能夠做到，也只有化療能最大程度的消滅殘存在人體內的癌細胞，減少復發和轉移的可能。所以，你必須接受化療，當化療結束之後，你的康復就為期不遠了。西方醫學的化學療法在抗擊癌症

養生之道

的過程中起到了決定性的作用。它能真正滅殺癌細胞。雖然在滅殺癌細胞的同時殺死了一些正常的細胞，但畢竟正常細胞的再生能力是很強的，而且只要方法得當，通過飲食療法，一般在 30 天左右，能使正常細胞恢復到正常數值。通常當你準備下一個週期化療時，必須先抽血化驗，細胞達到正常數值時才可進行下一次的化療，否則是不可以化療的。我努力說明她認識化療的好處，讓她看到健康的曙光就要到來。同時我也提醒她一些化療會帶來的副作用。

我的病人在半年多的時間裡進行了 6 次化療。每次化療後所產生的副作用——噁心、嘔吐、食欲不振及生不如死的非凡痛苦，她都堅強的忍受過來了。那麼是什麼支撐她堅挺過來的呢？是精神信念加上周遭朋友的精神安慰！我比較注重心理療法對癌症的治療所起到的關鍵作用。所以我儘量安慰她，明確告訴她，化療的不良反應時暫時的，噁心，嘔吐其實是身體的保護機制之一，化療引起的嘔吐感，是化療藥物進入人體後，於急性期刺激腸黏膜細胞，釋放出神經傳導物質，當神經接受到訊息上傳到中樞神經系統，造成噁心與嘔吐。這是一種屬於正常的反應，不用過分擔心。何況現代醫學的科技進步，化療副作用已大幅度改善，若是你實在感覺不適難忍，可以服用止吐藥。因為止吐藥可阻斷神經受體，避免接受到刺激嘔吐的訊息，從而改善和減輕嘔吐症狀。

還有化療的毒副作用問題，就我所知多喝水，喝些蔬果汁，還有中藥，外加科學的飲食療法，都能把這種毒副作用和不適降到最低。關於白血球降低的問題，無需擔心，這完全可以通過飲食療法讓它回升，倘若飲食不行，還可服藥。

她終於經歷了一個療程的化療——半年6次化療。她堅強的挺過來了。化療是結束了，但它不能保證把人體內的癌細胞徹底掃清消滅和阻止復發。那麼萬一殘留在人體內的癌細胞伺機復發和轉移，該怎麼辦？究竟什麼藥能使癌症患者的癌細胞不轉移，不復發？回答是——中藥！

四、中藥治療

中醫治療疾病的方法就是注重調理，相信人的機體有自癒能力。中醫近三千年的實踐經驗事實上已得到不斷的充實和發展。

在綜合治理癌症的過程中，中藥治療是不可缺少的方法之一，也是唯一無副作用的療法。中藥療法是真正由內到外使機體整體康復的有效療法。它實際上就是生物免疫療法。因中藥中含有很多芳香油和生物鹼以及有機酸等，這些化學成分對癌症患者非常重要。這些天然的生物療效能調節癌症患者的免疫防護技能，從而起到

養生之道

抗癌作用。實際上，治療癌症的關鍵法寶就是提高癌症患者的免疫力。中藥在提高自然治癒力的力量中所展現的效果是相當不錯的。事實上，人體中潛在的對異常細胞抗擊的免疫力是巨大的。因此，如何激發人體的免疫力是戰勝癌症的關鍵！中醫所用的藥材含有許多強大的免疫增強功能，可刺激巨噬細胞的吞噬作用，提高自然殺手細胞的活性。我認真觀察了中醫師配置的治癌藥方，發現它是由20多種不同的植物組成。其中有著名的抗癌藥：白花蛇舌草、半枝蓮、黃花等都具有很強的抗癌功效，能促進淋巴細胞產生抗體，能抑殺體內殘餘的癌細胞，提高機體綜合免疫指數，防止癌細胞擴散，轉移和復發。還有黃耆，熟地黃，當歸，人參等都可補氣補血，能提升人體免疫力。

在中藥調理下，人體自身的抗癌潛力會被調動起來，從而消滅癌細胞。應該說，中藥對癌症患者手術後的體力恢復也很有幫助。但是中藥很苦，有些人不願意喝。不過，我還是提醒我的病人，良藥苦口，中藥能改善代謝狀況，減輕化療的不良反應，能把你的不適降到最低。同時，中藥是鹼性的，當你每天喝中藥後，你的體質就會獲得酸鹼平衡。要知道一個鹼性體質的人通常不會罹癌。醫學專家研究發現，寺廟中的僧尼們，因長期吃素，體質呈鹼性，所以至今沒有罹患癌症的！癌症只能在酸性體質中形成。當人體體質由酸性轉變成鹼性時，這些

癌細胞就難以生存了。還有當一個患者堅持每天喝中藥時，這中藥還能啟動 T 淋巴細胞和巨噬細胞。中藥能抗菌消炎，更能防癌治癌。這苦口良藥中所含的氫化物成分不會破壞正常細胞，但對癌細胞有較強的殺傷力，能抑制癌細胞中的細胞色素化，產生代謝障礙而逐步消亡。同時，這些中草藥中所含的生物效應是能夠調節癌症患者的防癌功能的。包括細胞免疫和體液免疫，從而整體提高人體抗病能力，活化正常細胞，達到抑制癌細胞生長，擴散和轉移，從而真正起到防癌作用。

我的病人連續服用中藥將近 3 年。今年是她罹癌的第 7 年。不久前，她又做了一次全面的健康檢查，一切都正常！我曾經問她，現在感覺如何？她說和以前健康的時候一樣！我聽了很欣慰，因為她康復了。此時此刻我在想，西方的實驗室對抗醫學如果能和中醫的傳統經驗醫學相結合，那一定會很偉大，或許會更有助於貢獻整個人類。好在 2007 年，美國食品藥品管理局已認可中醫藥「是具有完整理論和實踐體系的獨立性科學體系」。

西醫和中醫都是偉大而精深的。在治療癌症過程中，它們是缺一不可的。在癌症患者漫長的康復期和治療中，還有飲食療法，植物化合物療法，運動療法等，實際都是同等重要的，它們是互為補充的，不可或缺的。這些綜合輔助治療對一個癌症患者恢復健康來說，功效是巨大的！

五、飲食療法

癌症患者在治療過程中，科學的飲食方法和均衡的營養調理是十分重要的。當化療殺死癌細胞的同時，實際上也損傷了人體很多正常的紅血球和白血球。所以，為了恢復機體健康，就必須採取科學的飲食方法來有效的調整改善人體免疫功能，使紅細胞和白細胞增殖。為此，癌症患者必須攝取足夠的熱量和蛋白質，來提升白血球活性和增強白血球的免疫機能。事實上，人體是由一千萬億個細胞組成的。因此，一些細胞發生DNA受損在所難免。因此，每個人體內每天都會產生癌細胞，它需要白血球中的NK細胞去殺死病變細胞。人體內白血球分三種，即T4、T8、T16。T4就像偵探，佈滿全身，當T4偵探發現有病變細胞後，它會傳訊給T8，這T8就像安全總局，當收到T4傳來訊息，它就會派T16自然殺手細胞（Natural Killer Cell，簡稱NK細胞）去消滅殺死癌細胞。因此一個人如果能夠通過科學的飲食方法來增加T16-NK細胞，那麼就不容易得癌症。何況一個癌症患者，在經過化療後就更應該選擇科學的飲食方法來增加T16-NK細胞。經過研究發現，飲食中只需注意四個方面就能增殖產生T16-NK細胞。

（一）選擇含有豐富胺基酸的優質蛋白質食物

因為，人體所有重要組織都需要蛋白質參與。蛋白

質是構成白血球和抗體的主要成分。胺基酸是蛋白質的分解產物。人體抗體的免疫作用需要胺基酸。實驗證明，如果人體缺乏胺基酸，就會使免疫系統中的淋巴球數目銳減，導致免疫機能下降。食物中，魚類是最適合癌症病人的。它不但含有豐富的胺基酸，而且容易被消化和吸收。對癌症患者來說，魚類中首選是泥鰍。因泥鰍屬於高級蛋白質，富含胺基酸，能提升機體免疫功能。

（二）選擇富含維生素 A 和 B 群的食物

要知道，人體細胞增殖離不開維生素 A。維生素 A 是細胞增殖，分化，造血的必需。缺乏維生素 A 會影響細胞的吞噬功能和降低人體免疫力。維生素 B_2 的主要功能就是促進細胞再生。維生素 B_6 是參與蛋白質中胺基酸的代謝，參與紅血球的合成。維生素 B_{12} 的主要功能是促進紅細胞生長發育，幫助骨髓造血。食物中，魚類，乳製品，豆類，乾果類及紅棗等，都含有維生素 B 群。

（三）選擇富含微量元素鈣和硒的食物

選食含鈣量高的食物，能增強人體免疫系統功能，促進形成 T16-NK 細胞。當人體長期缺鈣，就會造成細胞過多分裂，容易引發癌症。食物中含鈣量高的有：山楂，芝麻，海帶，紫菜，黑木耳，冬菇，豆腐，絲瓜和水煮花生果及甲魚。

每天吃含硒量豐富的食物，能增強癌症病人的免疫

力。硒，經專家研究，能幫助人體有效吸收維生素A，C，E，K。硒能與維生素E共同保護細胞膜，消除人體內的自由基。同時，硒能促進淋巴細胞產生抗體，加強淋巴細胞抗癌作用。同時，硒能阻斷癌細胞的能量來源，使腫瘤細胞萎縮死亡。食物中含硒量豐富的有：黃鱔，泥鰍，鮮貝，大蒜，洋蔥，核桃，蘆筍，豬腎和牛肉。

（四）多食用菌菇類食品。

癌症患者最好是每天都食用菌菇類食品。因為菌菇類食物中富含多糖類化合物，能刺激人體內巨噬細胞活化，具有較強的防癌抗癌功效。菌菇類食品是：冬菇，松茸，蘑菇，猴菇，平菇，草菇，金針菇，雞縱菌，喇叭菌，黑木耳，白木耳等。

當一個癌症患者每天都能食用富含這4大要素的食物後，人體自身免疫功能和自癒系統會得到加強，我推薦給我的病人食用的三道菜是：紅燒魚加豆腐，冬菇；松茸炒蘑菇加配其他蔬菜；泥鰍燉豆腐加黑木耳。兩道魚菜每天選食一種。

我讓他瞭解，魚是典型的優質蛋白質，胺基酸含量豐富，多達二十種以上。魚本身所含特殊多元不飽和脂肪酸就具備提升人體免疫功能。為此，魚類的菜，癌症患者必須每天堅持食用。我之所以推薦泥鰍，不僅僅是泥鰍有水中人參的美譽，更主要的是，它屬於高級蛋白

質。若能每天堅持食用，確實有助癌症患者恢復健康。還有黑木耳和冬菇，鐵質豐富，含鈣量也高，又含有硒和鎂。豆腐的含鈣量也較高，而且含有豐富的維生素 B 群。在這裡建議癌症患者多吃些豆腐和豆類製品的食物。因為豆類中的「異黃酮」也是一種有效的抗氧化劑，還有木質素類物質和植物雌激素都是有較強的抗癌功效。豆類食品有毛豆，蠶豆，青豆，黃豆，紅豆，綠豆，黑豆等。在此，特別推薦一款湯品，綠豆、薏仁加山藥，有助癌症患者修補器官。

　　常有人問我，在飲食療法中，癌症患者是否有忌口的食物存在？回答是有的。那就是所有海鮮食品。癌症患者對所有海鮮類食品應忌口不吃。因為海鮮類食品被中醫視為「發物」。所謂「發物」就是指吃了該食物後會引起復發或加重病情。還有雞也應該忌食，中醫同時認為雞也是「發物」。尤其是癌症患者不應食用各種雞肉。還有羊肉，也不應該吃！是大忌。

六、植物化合物療法

　　在這裡所說的植物化合物療法，實際就是蔬菜水果治療法。對於癌症患者來說，蔬菜和水果中的植物化合物具有一個共性，那就是能激發人體抗癌的自癒能力。用新鮮蔬菜和水果打成汁，每天堅持喝 500 至 1000cc，對癌症患者十分有益。這種純天然的蔬菜汁能有效提升

養生之道

白血球的活性,有助化療增加療效,同時能減輕患者因化療所產生的毒副作用。事實上,蔬菜水果之中有許多能中和分解和具有排毒功效的天然物質。在綠色蔬菜中,葉綠素就具有中和血液中毒素的功能。還有蔬菜中的纖維素有助腸道加快蠕動,能使更多水分進入消化道,稀釋致癌物質,清除致癌物並及時排出體外,縮短有毒物質在腸道內的滯留時間,從而大大降低了腸道對有害物質的吸收。還有蔬菜中的維生素和植物化合物能保持細胞正常生長,還能調節荷爾蒙,抗病毒,增加免疫力。專家研究發現,蔬菜中所含胡蘿蔔素具有抗癌的功效。

我要求我的病人每天喝兩杯蔬菜水果汁。因為在這蔬菜水果汁中,含有許多植物免疫活性,確實能提升人體正氣,有效抗擊癌症。

在美國癌症研究協會召開的一次會議上,美國羅斯維爾‧派克癌症研究所的研究報告證實,常吃蔬菜水果能降低罹癌風險。尤其是十字花科類的花菜和高麗菜。因含有異硫氫酸鹽的混合物質,故有抗癌功效。實際上蔬菜水果之中所含的植物化合物還能增強抑癌基因的功能,預防細胞癌變,故能起到防癌作用。同時,在提升人體細胞免疫力時,還能提升體液免疫力,增強白細胞,淋巴細胞對癌細胞的吞噬能力。

蔬菜水果汁每天一到兩杯,對癌症患者所產生的有益療效已遠遠超出了我的想像。這種混合的蔬菜水果汁

第七章　癌症不都是絕症，治療後可以康復

所含的植物化合物在增強人體免疫力和有效抗擊癌症的過程中，所散發的功效是巨大的，也是無法估量的。美國專家研究發現，水果中的低分子糖具有抗癌作用，存在於水果中的β胡蘿蔔素，對各種癌症有預防和抑制作用。水果中所含的各種維生素具有抗氧化作用，可阻止自由基形成。同時，還可通過抑制癌細胞中的去氧核糖核酸合成，抑制癌細胞的分裂與生長，抑制細胞癌前病變的發生。每天堅持喝蔬菜水果汁，能促使致癌物質失去活性，阻斷硝酸鹽轉化為有致癌作用的亞硝胺。

　　我的病人現在完全恢復健康。我認為是她堅持每天喝兩杯新鮮的混合果汁有關。她自製混合蔬果汁的成分是：番茄、芹菜、檸檬、柳丁、蘋果和香蕉，外加一個低糖優酪乳。同時加入適量的冷開水打製而成。水果是每天可變換的，加優酪乳是為了口感更好！好吃，吃得下，對一個癌症患者來說是相當重要的。

　　這種新鮮的混合蔬果汁所含的植物化合物還能促進細胞膜的物質交流，能使細胞復活再生，能使新陳代謝更順暢，從而提高細胞機能的活性，還能抑制癌症復發和轉移。尤其是蔬果中的維生素C，它能抑制並阻斷人體內致癌物質的形成，能促進纖維組織的生長，防止腫瘤擴散，還能幫助身體產生干擾素。干擾素是抗癌的活性物質，能破壞病毒，保持白血球數目。總之，當人體內維生素C增加了，致癌物質就會減少，罹癌機率也會

降低。需要提醒大家的是，只有天然的蔬菜和水果中所含的維生素 C 在消除人體自由基方面，其功效與天然維生素 E 相同，具有很強的抗氧化性，能防止脂質過氧化，保護細胞膜的完整和正常功能，幫助人體增加抗體，清除病毒，細菌和癌細胞，還能抑制癌細胞的無限快速分裂能力。

隨著人們年齡的增長，人體血液中被氧化的過氧化脂質增多，會產生老化，從而導致免疫力降低，激素分泌不足，解毒功能降低，出現異常細胞，致使人體生癌。而所有這些問題，都可以被每天堅持喝兩杯混合蔬菜水果汁解決。因為混合蔬果汁確實含有多種植物免疫活性，堅持每天喝，就能逐漸消除人體血液中被氧化的過氧化脂質，防止人體老化，促使激素分泌正常，強化排毒功能，從而使人體獲得真正的健康。

醫學研究已經證實：植物化合物可明顯升高自然殺手 NK 細胞和淋巴免疫 CTL 細胞。這種植物性食物中的化學成分，會透過多種生物效應，明顯抑制細胞癌變。來自於德國的研究報告指出：素食者的血液中會有更高的 β 胡蘿蔔素濃度。他們比肉食者攝入更多的維生素 C，黃酮類和引哚類（Indole）物質，還有纖維素及豆類中的植物雌激素。所以，素食者血液中的自然殺手細胞數量是肉食者的兩倍。因此，可以這麼說，混合蔬菜水果汁也是最好的抗癌食物之一。

七、運動療法

　　生命在於運動。你想擁有健康的身體和旺盛的生命力，那麼你就必須選擇運動。我告訴我的病人，「因為你患上了癌症，所以，從今天起你必須堅持每天運動鍛鍊。因為運動也是強化人體免疫系統的最佳方法之一。要知道治療癌症的最佳醫生是你自己！只有增強體質，提升機體免疫功能，才是治療癌症的關鍵法寶之一，也是真正的治本之道。」

　　運動療法在抗擊癌症的過程中是必不可缺的！運動強身是抗癌的靈丹妙藥！它的功效是增強體質，強健體魄，提升機體自身免疫力，抗擊癌症。中醫所提倡的扶正祛邪就是指以各種手段來調節人體的生理功能，提高機體免疫力。通過運動鍛鍊來調控機體，強健機體，延緩病情，抑制癌症，最後恢復健康。現代醫學和專家認為，只有運動能真正強健身體。運動不僅帶來生理上的好處，還能帶來心理上的好處。在增進體能的同時，讓人感受到一種希望。醫學專家研究發現，運動能減少因治療所引起的白血球減少導致易感染的風險。研究進一步發現：癌症患者若缺乏運動，會加重疲勞感覺，所以癌症患者必須堅持每天適量運動，在自己所能承受的範圍內。研究發現，運動能使人體產生很多活化免疫細胞，可到達病變部位，直接清除癌細胞。堅持運動可調節和增強全身免疫機能，防止癌細胞轉移和復發！同時，運

◢ 養生之道

動能讓人承擔日常生活所需的體力，增加存活率，而且運動還會讓人感到精神放鬆，心情愉快，增進食欲，提升睡眠品質，促進機體加快恢復健康。美國防癌協會在2012年4月26日公佈了最新防癌指南，就是號召癌症患者要正確飲食和加強運動。為此癌症患者應該堅持每天鍛鍊。如果體能允許的話，每天早、中、晚鍛鍊三次更好。

關於運動鍛鍊，要牢記的是：千萬不能過度，更不能求勝心切，操之過急往往適得其反。癌症患者開始選擇運動一定要適度，要循序漸進。適量運動是維持體力的最佳方法。適量運動也是提升人體免疫力的基礎。如果自覺體力差或狀態不好，可以休息和停止運動，直到修整後感覺不錯時，再重新開始運動。

關於運動的時間段問題，因人而異，有人喜歡早上運動鍛鍊，可選擇打太極拳，或做些放鬆頸骨和活動關節的運動。這些溫和而適量的運動能促進淋巴細胞對病菌和癌細胞的滅殺作用。運動會使體內代謝旺盛，增強抗氧化能力，提升免疫細胞的功能。

在這裡，我比較推崇中午和下午，在太陽照射下進行運動。在太陽下走路也是一種很好的運動。醫學專家研究證實，每天堅持日曬15分鐘，或在太陽下運動15分鐘，非常有益健康，而且對防癌有積極作用。因為陽光中的紫外線能活化皮膚中維生素的原料——7-脫氫膽

第七章 癌症不都是絕症，治療後可以康復

固醇，從而合成維生素 D。人體內合成的維生素 D 優於從食物中攝取的維生素 D，因為口服維生素 D 藥劑片不易被吸收。服用過量還能引起中毒。《美國臨床營養學》的專家文章指出：「通過曬太陽來促進人體內維生素 D 的合成，可以減緩癌細胞生長速度，有助防癌。」其中的另一篇文章指出：「許多女性出於美容等原因，儘量不曬太陽，殊不知，阻絕陽光割斷了血液中維生素 D 的合成，易導致乳癌。維生素 D 不但對女性乳癌有作用，對男性的前列腺癌也有一定的效果，當人體缺乏維生素 D，容易被各種癌症找上門。」《美國國家科學研究院》學報指出：「曬太陽使體內維生素 D 增加，有助提升癌症患者的存活率。」研究院學報進一步指出：「陽光較充足的低緯度居民含有較高的維生素 D，他們因惡性腫瘤的死亡率遠低於高緯度居民。」

所以在太陽下進行運動鍛鍊，（無論什麼運動，適合你的，能有效增強體能的都是好的運動）是癌症患者必須每天堅持的。因為人體 90% 的維生素 D 可通過曬太陽獲得。而維生素 D 實際就是神奇的防癌藥。那麼究竟在太陽下曬多長時間是最好的呢？根據美國加州大學聖地牙哥分校，摩斯癌症中心的最近的研究建議指出：「現代人一天日曬 15 分鐘，有助維他命 D 攝入。由於維他命 D 可以減緩癌細胞生長速度，因此有助於放癌，這個天然的防癌機制，主要是由太陽的 UVB 波長所啟動。」

養生之道

在這裡，我建議大家，如果在溫和的陽光下，可曬太陽或鍛鍊 15 至 30 分鐘。如果是烈日下，則建議 7 分鐘即可。最主要的是，每天堅持！

如果身體健康條件允許，晚上做些小運動也是很好的。

晚上運動建議在飯後二小時，可做些適當的不是很激烈的運動，目的是幫助消化可排空腸胃。比如，戶外散步和慢走，或是做些蹲、跳的運動。因為這種蹲下站起來的運動，雖然簡單，但能全面增強臟器功能，加速血液迴圈，增強微細血管的收縮功能和暢通力，強化代謝體內毒素，全面提升人體免疫功能。還有「跳」的運動，除了強腎壯骨外，其本身因跳動所產生的震盪刺激能促使淋巴系統排毒。同時，跳能健脾和胃，促進胃腸蠕動，幫助消化吸收，使機體獲取充分的營養。選擇適合自己的運動很重要，努力使其生活化，這樣才能長久！

當一個癌症患者在經歷了以上的綜合治療後，我相信，大多數人都能恢復健康！原因是生活習慣改變了，飲食結構調整了，每天堅持運動了，精神狀態變好了，機體免疫力逐日增強了，終使致癌因素不復存在。最終使癌細胞全部消亡！

國家圖書館出版品預行編目資料

養生之道 / 史勇偉
著 -- 初版. – 新北市：華藝學術, 2012. 12
面；公分
ISBN 978-986-88916-3-0 (平裝)
1. 養生 2. 健康法 3. 中西醫整合

411.1   101027308

養生之道

作　　者／史勇偉
發 行 人／陳建安
經　　理／范雅竹
主　　編／古曉凌
責任編輯／陳水福
美術編輯／薛耀東
行銷企劃／賴美璇
發行業務／楊子朋
法律顧問／立暘法律事務所　歐宇倫律師
出 版 者／華藝學術出版社（Airiti Press Inc.）
　　　　　地址：234 新北市永和區成功路一段 80 號 18 樓
　　　　　電話：(02)2926-6006　　傳真：(02)2231-7711
　　　　　服務信箱：press@airiti.com
訂購方式／郵政劃撥
　　　　　戶名：華藝數位股份有限公司
　　　　　帳號：50027465

　　　　　銀行轉帳
　　　　　戶名：華藝數位股份有限公司
　　　　　銀行：國泰世華銀行　中和分行
　　　　　帳號：045039022102
ISBN ／ 978-986-88916-3-0
出版日期／ 2012 年 12 月初版
定　　價／新台幣 300 元

版權所有．翻印必究　　Printed in Taiwan
（如有缺頁、破損或倒裝，請寄回本社更換，謝謝）